ついさっきのことをよく忘れる
最近、直近のことが思い出せな

そんな心当たりがある方に、
「ついさっき」を思い出す
新しい脳トレをお届けします。

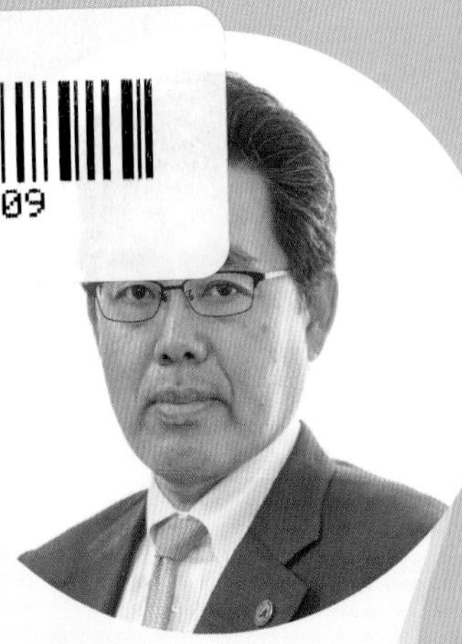

［監修］
東北大学教授
川島隆太（かわしまりゅうた）

1959年、千葉県生まれ。1985年、東北大学医学部卒業。同大学院医学研究科修了。医学博士。スウェーデン王国カロリンスカ研究所客員研究員、東北大学助手、同専任講師を経て、現在は東北大学教授として高次脳機能の解明研究を行う。脳のどの部分にどのような機能があるのかという「ブレイン・イメージング」研究の日本における第一人者。

脳の認知機能が低下するとまっ先に衰えるのが、「短期記憶力」。
今、見聞きしたことを一時的に覚えて保持しておく、
「脳の海馬（かいば）」という部位が担う短期記憶力が低下すると、
仕事・作業・家事がスムーズにできなくなり、
論理的思考が苦手になって言動があやしくなり、
「もの忘れ」や「うっかりミス」が頻発します。

本を読んでも**内容が覚えられない**、買い物でおつりの**計算ができなくなる**、
料理や家事の**段取りが悪くなる**、自分の話している**内容を途中で見失う**、
何度も同じ話をしてしまう、ようになってくるのです。

最近、ニュースでよく取り沙汰される**高速道路の逆走**や
車の急発進事故にも、短期記憶力の衰えが深くかかわっています。
そのため、75歳以上の**運転免許更新時の認知機能検査**や、
医療機関で行う**認知症検査**でも、**短期記憶を問うテスト**が多く出題されるのです。

短期記憶力を強化するには、
日ごろから短期記憶力をよく使って鍛えるほかありません。
脳は筋肉と同じで、何歳になっても鍛えた分だけ強化することができます。
ぜひみなさんも本気になって本書の「記憶力ドリル」に挑戦してみてください。
どれも楽しく取り組める簡単な脳トレ問題ばかりです。
実際に試せば多くの人が実感できると思いますが、
「あいまいな記憶」は「確かな記憶」へと変わり、
もの忘れやうっかりミスも起こりにくくなり、かつてのように、
毎日の生活をテキパキと段取りよく送れるようになってくるはずです。

東北大学教授　川島隆太

ついさっきの出来事を
記憶に留めて思い出す

全く新しいタイプの脳トレ「記憶力ドリル」

とにかく重要な「短期記憶」

「ついさっき目の前の人の名前を聞いたのに、思い出せない」
「あれ、寝室にきたけど、私は何をしにきたのだっけ？」

など、**直近・最近まで覚えていたはずのことが記憶から消えて思い出せない**……そんな経験はないでしょうか？

私たちの記憶は、**「短期記憶」**と**「長期記憶」**の２種類に大別されます。

短期記憶とは、スーパーへ買い物に出かけるとき夕飯の材料を覚えておく、地図を見て経路を記憶し目的地に向かうなど、**新しい情報を一時的に脳に留めておく記憶**のことをいいます。長時間、保存する記憶ではないので、時間が少したつと忘れてしまいます。

一方、**長期記憶**とは、泳ぎ方や自転車の乗り方、言葉の意味、好きな音楽など、過去に何度もくり返して覚えたことや自分にとって印象深かった経験や思い出を**長期継続的に留めておく記憶**のことを指します。長期記憶の情報は、数年、数十年と覚えておくことができます。

「昔のことはよく覚えているのに、最近の記憶はなぜか曖昧（あいまい）……」中高年になるとこうした声がよく聞かれるのは、長期記憶に比べて、短期記憶は印象に残りにくいからです。

短期記憶力の衰えは、年を取れば誰にでも起こるものですが、軽視も放置も禁物です。なぜなら、ついさっきのことをよく忘れてしまうようになると、例えば、鍋（なべ）をコンロの火にかけたまま別のことをして火を消し忘れる、運転中に安全確認を忘れて事故を起こすなど、**一歩間違えると大惨事になるようなもの忘れやうっかりミスを引き起こす心配**があるからです。

さらに、認知症の約７割を占める**アルツハイマー型認知症の初期**、あるいはその前段階とされる**軽度認知障害（MCI）**でも、短期記憶が障害されることが知られています。国内における認知症医療の第一人者で、認知症診断ツール「長谷川式スケール」の開発者として知られる故・長谷川和夫先生は、ご自身が認知症になったとき、その症状について**「自分の中の『確かさ』が揺らぐ」**と表現されました。

短期記憶の障害が進むと、**自分が直近で体験した記憶が不確かで曖昧なものに感じられて不安を覚える**ため、何度も同じ話をしたり、同じ質問をしたりするようになってきます。そして、さらに進行すると、**時間や場所の記憶や感覚もあやふや**になり、置き忘れやしまい忘れが増えたり、日付を間違えたり、道に迷ったり、あるいは、同じ物を何度も買ったり、買い物中にレ

短期記憶力の衰えチェックリスト

- □ 最近、直近のことをよく忘れる
- □ 何をしようとしたかわからなくなる
- □「前にも聞いた」とよくいわれる
- □ カギを閉めたか不安になる
- □ 頼まれごとや約束を忘れがち
- □ 家で探し物ばかりしている
- □ いつもボンヤリしてしまう
- □ なんの話をしていたかよく忘れる
- □ 駐輪場や駐車場で
どこに停めたか思い出せない
- □ 作業や仕事の段取りがうまくいかない

チェックの数が多い人ほど要注意！

ジでまごついたり、鍋を焦がすなど家事の失敗が増えたりと、日常生活でさまざまな困りごとが生じてくるわけです。

こうした事態を防ぐためには、早いうちから、私たちが日常生活を送るうえで欠かせない記憶力、中でも**短期記憶力を強化することが極めて重要**なのです。

短期記憶を担う脳の「海馬（かいば）」

短期記憶は、記憶を仕分ける**脳の「海馬」**と呼ばれる部位で一時的に保管されます。海馬は両耳の奥深くに位置し、左右に1つずつあります。小指ほどの大きさで、形が海中生物のタツノオトシゴ（=海馬）に似ていることからこの名前がつきました。

海馬の役割はいくつかありますが、特に大切なのは、**今見聞きした内容や出来事を一時的に保管し、脳の司令塔である「前頭前野」と連携しながら情報を整理して、記憶の貯蔵庫である「大脳皮質」に送って保存すること**です。海馬は新しい情報が入ってきてもすべてを大脳皮質に送るわけではなく、その情報を重要性に応じて選別しています。重要性が高い情報は、「覚えておくべき情報」として大脳皮質へ送られ、長期記憶として保存されます。重要性が低い情報は、すぐに消え去ります。

記憶という働きには、**脳が情報をとらえ（記銘）、保ち（保持）、思い出す（想起）という手順**が欠かせませんが、この３ステップを主に担っているのが、まさに海馬と前頭前野、そして大脳皮質です。つまり、海馬や前頭前野の働きが衰えてくると、こうした一連の記憶のメカニズムに障害が生じ、私たちが日常生活を営むのが徐々に困難になってきてしまうのです。

海馬は何歳からでも強化できる

しかし、「もう年だから」などとあきらめてはいけません。海馬の素晴らしいところは、「**何歳からでも強化できる**」という点にあります。かつて、成人の脳では、神経細胞は新たに生成されないと信じられてきました。しかし、海馬にかぎっては、**成人してからも新しい神経細胞（新生ニューロン）が生まれ、古い神経細胞と置き換わっている**ことがわかってきたのです。**海馬を強化して新しい神経細胞を増やすことができれば、衰えていた短期記憶力が再び強化され、もの忘れやうっかりミスを減らすことも決して不可能ではないわけ**です。

また、**脳の司令塔として記憶のメカニズムで重要な役割を果たす前頭前野**も、加齢とともに少しずつ衰えるものですが、こちらも簡単な学習問題や脳トレ問題で強化できることが確かめられています（くわしくは5㌻参照）。

短期記憶力を強化することを目的としたドリル

本書に収載された**1ヵ月31日分の「記憶力ドリル」**では、**短期記憶力の強化を主目的とした脳トレ問題を厳選**しました。そして、11日もしくは10日ごとにその成果を試す「**短期記憶チェックテスト**」を設け、短期記憶力の腕試しができるようになっています。

記憶力ドリルを毎日少しずつ継続して行うことで、自分の脳がだんだんと活気づき、**短期記憶力が強化される「確かな感覚」**を得ながら、楽しく脳トレに励んでほしいと思います。そうして、もの忘れやうっかりミスとは無縁の若々しい脳をめざしていくことが、これからの人生を明るく楽しく幸せなものにすることにつながると考えられます。

脳は筋肉と同じ。何歳になっても、鍛えた分だけ強くなります。

そのことをぜひご自身で体現なさってください。私も応援しています。

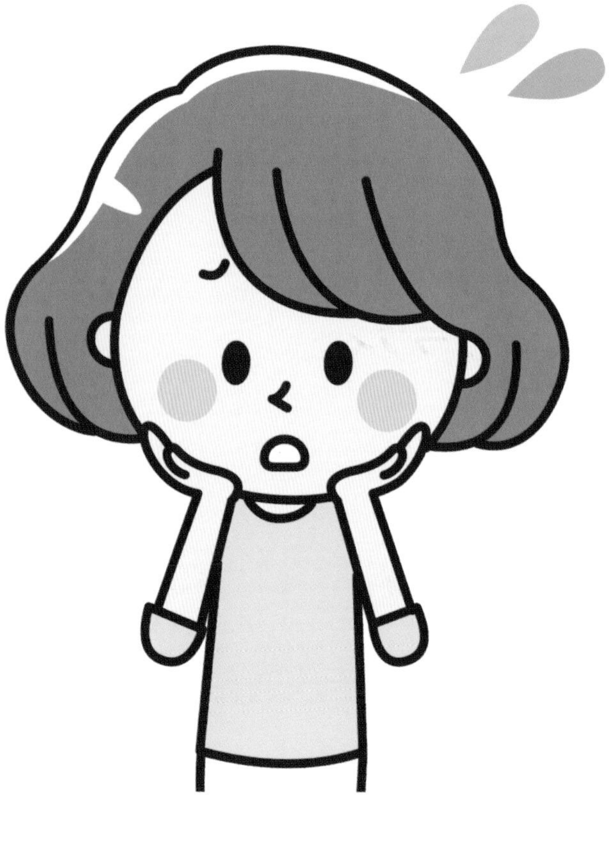

本書と同様のドリルの実践で

認知機能をつかさどる「前頭前野（ぜんとうぜんや）」の血流が増え認知症予防に役立つと試験で確認されました

認知機能の低下は脳の前頭前野の衰えが原因

人間の脳の約80％は「大脳」が占めています。大脳は脳の中でも、最も幅広い機能を担っています。

大脳は大きく4つに分かれており、頭の前方にあるのが「前頭葉」と呼ばれている部分です。前頭葉は運動を支配する「運動野」と、認知機能をつかさどる「前頭前野」の2つに分かれています。この前頭前野こそが、人間としての最も高度な機能を持つ領域と考えられているのです。

前頭前野が担う認知機能とは、思考や判断、記憶、意欲、計算、想像など、脳の高度な活動のこと。ものを考えたり、人と会話したりするといったように、私たちが人間らしく生活できるのは、前頭前野のおかげだといっても過言ではありません。

●トポグラフィ画像（脳血流測定）

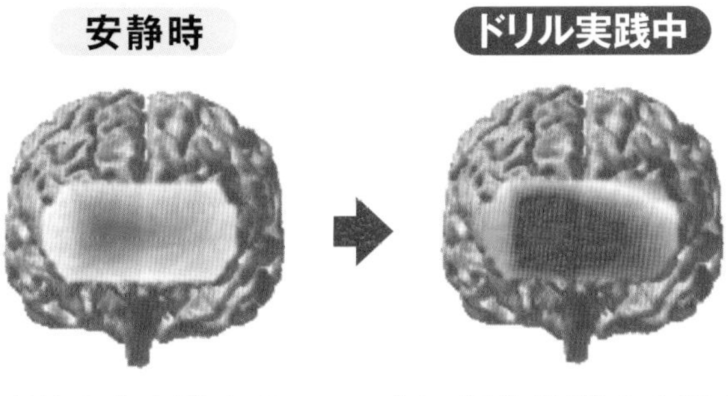

ドリルを実践する前の前頭前野の血流

赤い部分は脳の血流を表している。ドリルの試験中に血流が向上した

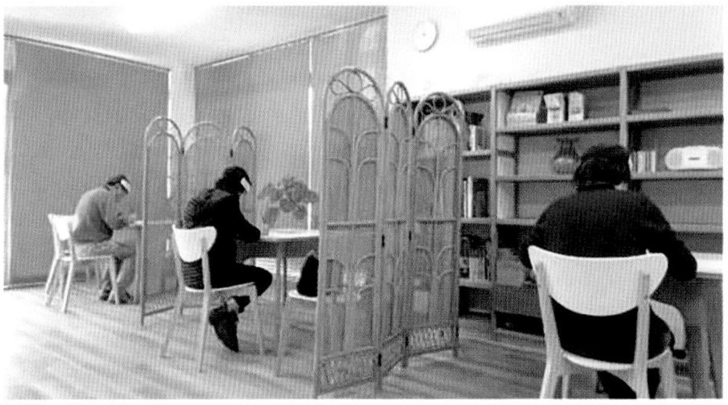

NIRSを使用した本書ドリルの試験のようす

いわば「脳の司令塔」である前頭前野は、20歳以降になると働きがどんどん低下していきます。記憶力や理解力、考える力などが少しずつ衰えていくのです。中高年以降になると、もの忘れやうっかりミスが増え、みなさんの中には自己嫌悪に陥る方がいるかもしれません。

感情面では、ほんの些細（ささい）なことでイライラしたり、不安を感じやすくなったりするようになります。若いころなら我慢できたはずの出来事でも、もどかしさや怒りといった負の感情を抑えることができず、暴言を放つなどして、人間関係でのトラブルを起こすこともあるのです。

計算や文字の問題の実践が認知症の予防につながる

脳の前頭前野は、加齢とともに衰えていきます。しかし、最近の研究によって、計算や文字を使ったドリルを解くことで、前頭前野が活性化することが明らかになってきました。

前頭前野の働きが活発になれば、記憶などの

●ドリル種類別の脳活動

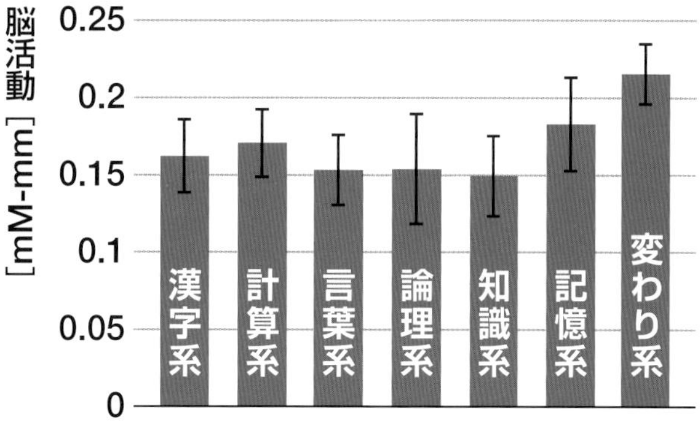

出典：系統別の有意差「脳血流量を活用した脳トレドリルの評価」より

認知機能は改善していきます。もの忘れやうっかりミスが減るだけでなく、感情面も安定するようになるのです。

さらに、認知症を予防する働きも期待できます。日本人の認知症では、脳の神経が変性して脳の一部が萎縮していく「アルツハイマー型認知症」が最も多く、半数以上を占めています。次に多いのは、脳梗塞や脳出血などによって起こる「脳血管性認知症」です。

65歳以上の６人に１人が認知症になっているといわれていますが、根本的な治療法は確立されていません。しかし、ドリルの実践で前頭前野を活性化すれば、認知症予防に役立つことも確かめられています。

すべてのドリルで脳の働きが活性化した

論より証拠ということで、ドリルの実践によって脳の前頭前野が本当に活性化するのか、試験を行ってみました。前頭前野の活性の判定は、「NIRS（ニルス）」（近赤外分光分析法）という方法で調べることができます。

NIRSとは、太陽光に含まれる光を使って、前頭前野の血流を測定できる、安全かつ精密な機器のことです。前頭前野の血流が増えていれば、脳が活性化していることを意味します。逆に血流に変化がなかったり、落ちたりしていれば、脳が活性化していないことになります。

●試験で用いられた計算系ドリル

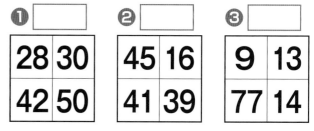

❶なななたすいちひくよんひくにたすさん＝□

❷ろくひくさんたすごひくいちたすに＝□

❸いちたすにたすななひくろくたすよん＝□

▲ひらがな計算

❶□

28	30
42	50

❷□

45	16
41	39

❸□

9	13
77	14

▲ピタリ100計算

NIRSを使った試験は、2020年12月、新型コロナウイルスの感染対策を施したうえで実施しました。参加者は60～70代の男女40人。全員、脳の状態は健康で、脳出血や脳梗塞といった脳の病気にかかった経験もありません。

試験に使ったのは「漢字」「計算」「言葉」「論理」「知識」「記憶」「変わり系」の７系統、計33種類のドリルです。ドリルは楽しく解けるものばかりで、例えば、４つの数字の中から３つの数字を選んで答えを100にする問題や、ひらがなで書かれた計算式を解くなど、年齢を問わず誰もがゲーム感覚で取り組める問題です。

33種類の脳ドリルを40人全員で分担し、１人当たり15種類の問題を解いてもらいました。その結果、すべての脳ドリルで、安静時と比較して、前頭前野の血流が促進したことが判明。そのうち27種類のドリルは、血流を顕著に増加させました。脳ドリルが前頭前野の血流を増やし、活性化させることが実証されたのです。

記憶力ドリルを毎日、１ヵ月にわたって取り組めば、前㌻で述べたように、海馬の強化に加えて前頭前野の活性化も期待できます。もの忘れやうっかりミスも減り、認知症や軽度認知障害（MCI）の予防にもうってつけです。ぜひ、挑戦してみてください。

記憶力ドリルの効果を高めるポイント

ポイント1 毎日続けることが大切

「継続は力なり」という言葉がありますが、ドリルは毎日実践することで、脳が活性化していきます。2～3日に1度など、たまにやる程度では効果は現れません。また、続けていても途中でやめると、せっかく元気になった脳がもとに戻ってしまいます。毎日の日課として習慣化することが、脳を元気にするコツだと心得てください。

ポイント2 1日2ページ、朝食後の午前中に

1日のうちで脳が最もよく働くのが午前中です。できるかぎり、午前中に取り組みましょう。本書は1日につき、表・裏の2㌻を取り組めばOK。短い時間で集中して全力を出し切ることで、脳の機能は向上していきます。また、空腹の状態では、脳がエネルギー不足になるので、朝食をしっかりとってから行うことをおすすめします。

ポイント3 できるかぎり静かな環境で

静かな環境で取り組むことがポイントです。集中しやすく、脳の働きもよくなります。テレビを見ながらや、ラジオや音楽を聴きながらやっても、集中できずに脳を鍛えられないことがわかっています。周囲が騒がしくて気が散る場合は、耳栓を使うといいでしょう。

ポイント4 メモを取らずに答えよう

記憶力ドリルでは、原則としてペンや鉛筆でメモを取らずに、見るだけで頭の中で考えて答えを導き出すことが重要です。こうすることで短期記憶力はみるみる活性化されます。脳は使えば使うほど成長するので、ぜひ、自分の限界に試してみましょう。

ポイント5 自己採点して効果を確認

頭の中で導き出した答えを紙に書くのはOK。答え合わせをして、日々短期記憶力が強化されていることをみずから実感することが効果を高める秘訣です。11日目と21日目、31日目に短期記憶力チェックがあるので、効果を実感しながら強化していきましょう。

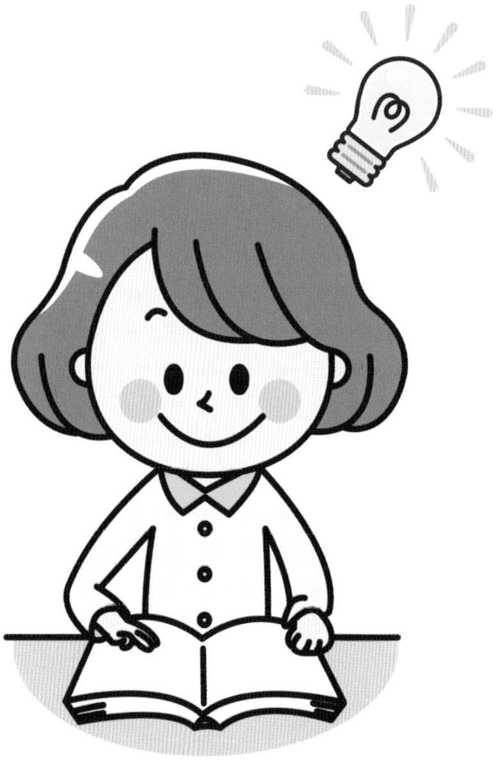

目次

記憶力ドリル&短期記憶力チェックテスト

ステップ1………9ページ～30ページ

ステップ2……31ページ～50ページ

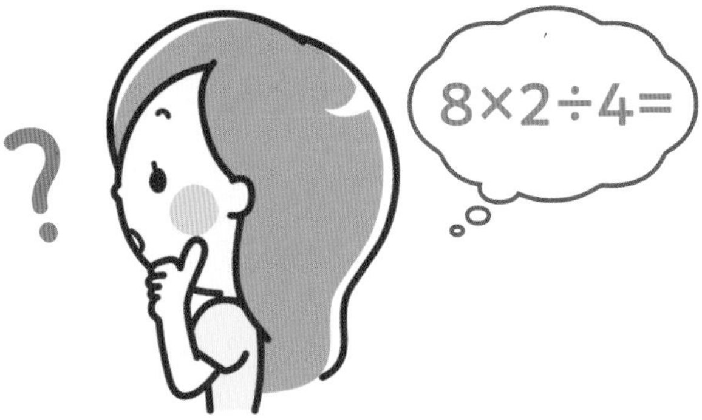

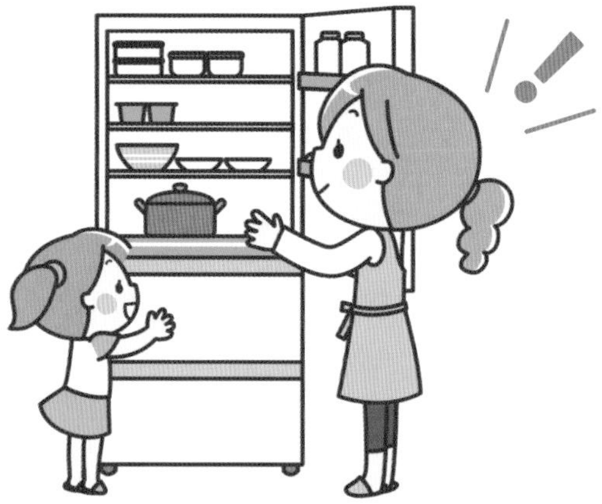

ステップ3……51ページ～70ページ

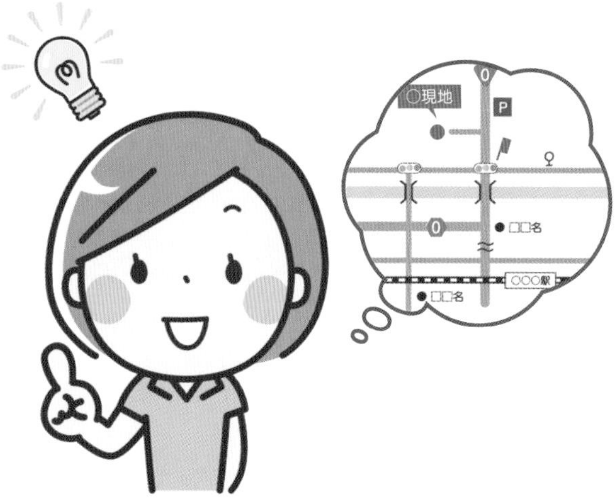

1日目

写真記憶クイズ①

1分で覚えましょう。

正答数

／6問

　下の写真を１分よく見て、できるだけ多くの情報を記憶してください。記憶し終わったら、裏ページの問題に進み、各問の正しい情報に○をつけましょう。

実施日

月　日

ポイント！ いろいろな観点から記憶した写真の情報を、問題の条件に合わせて思い出す「短期記憶→想起」のトレーニングです。

●下の写真を１分で覚えたら、次のページの問題に答えてください。

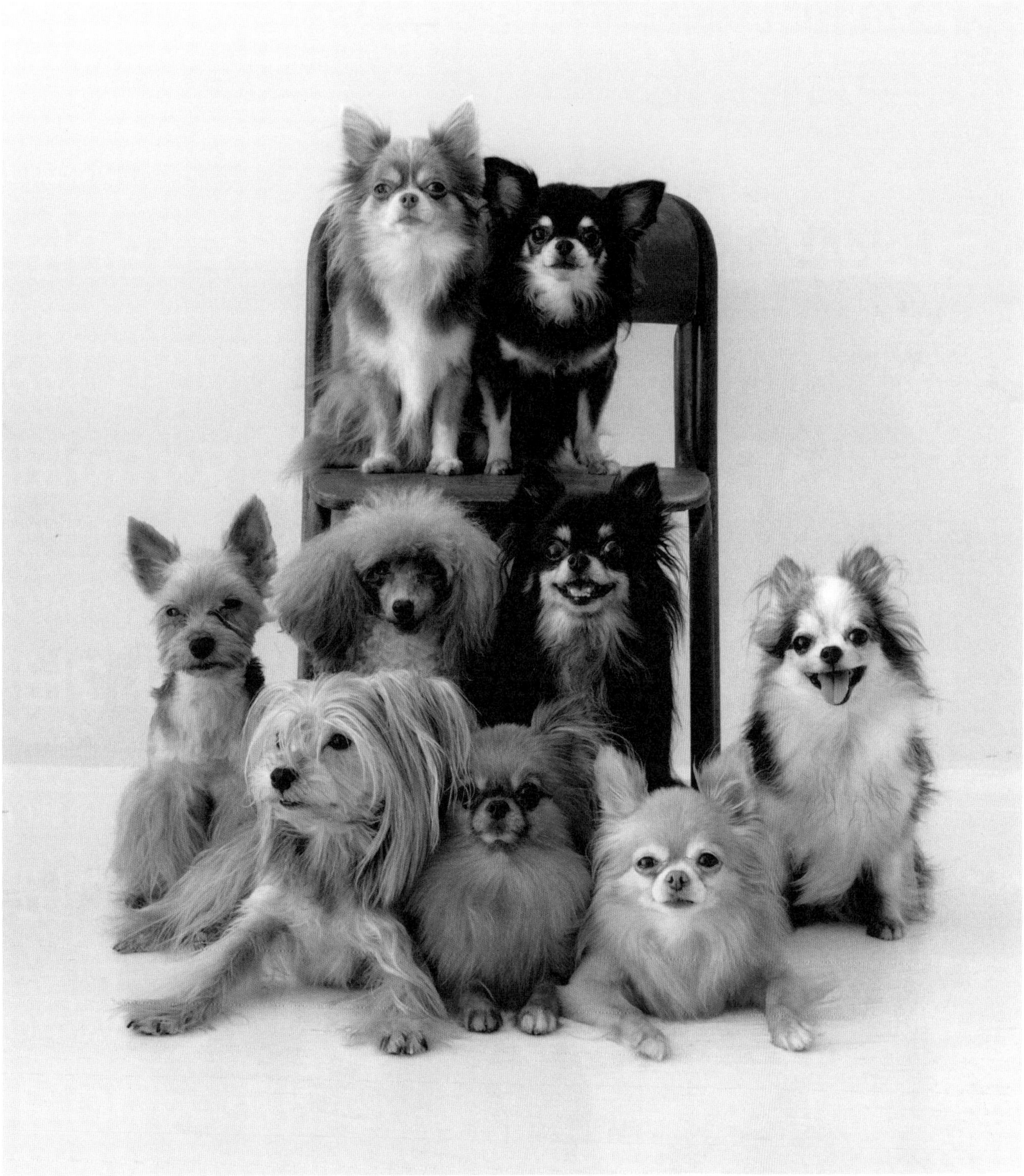

●前のページの写真を思い出しながら各問の正解を○で囲みましょう。

❶ いぬは全部で何匹いたでしょう?

（8匹・9匹・10匹）

❷ イスの上にいぬは何匹いたでしょう?

（2匹・3匹・4匹）

❸ こちらから見て前列左側にいた いぬの特徴はどれでしょう?

（耳の毛が長い・耳がとがっている・まゆ毛がある）

❹ 舌を出しているいぬは何匹いたでしょう?

（1匹・3匹・5匹）

❺ イスにあったものはどれでしょう?

（背もたれ・手すり・車輪）

❻ 首輪をつけているいぬはいましたか?

（いた・いなかった）

解答 ❶9匹 ❷2匹 ❸耳の毛が長い ❹1匹 ❺背もたれ ❻いなかった

2日目 ないもの計算①

各問1分で解きましょう。

正答数 　／6問

3つのボードからなる計算式があります。各ボードには0～9の数字で1つだけ足りないものがあり、その数字で計算式を作って答えましょう。足りない数字をメモせず、各問を見るだけで解答します。

実施日 　月　日

ポイント! ボードにない数字を一時的に3つ記憶しておき、その3つの数字を頭の中で思い出しながら解く計算問題。短期記憶の強化になります。

例題　[1 6 0 2 5 9 4 8 7] ＋ [7 4 0 9 5 3 2 1 6] － [9 5 8 1 2 7 4 6 3] ＝ □

左のボード →3がない　まん中のボード →8がない　右のボード →0がない

左のボードにない数字は3、まん中のボードにない数字は8、右のボードにない数字は0。以上の数字で計算すると「3＋8－0＝」で、答えは11になる。

問1　[5 9 4 3 1 6 8 2 0] － [2 0 6 5 9 3 7 1 8] ＋ [8 1 3 9 5 4 6 0 7] ＝ □

問2　[2 5 7 4 0 3 6 1 9] ＋ [0 6 5 1 7 3 4 9 8] － [7 6 2 1 5 8 4 0 3] ＝ □

問3　[9 8 0 6 1 2 7 3 4] × [5 9 2 8 3 0 1 7 6] ＋ [3 5 7 4 2 8 6 1 9] ＝ □

問4　[7 2 5 4 6 1 0 3 9] ÷ [3 4 0 1 9 6 8 5 7] － [9 0 8 5 2 6 7 4 3] ＝ □

問5　[5 2 3 0 1 6 8 9 7] × [0 8 6 9 5 4 2 3 1] ÷ [8 9 7 3 4 0 5 1 6] ＝ □

問6　[7 1 6 4 8 2 3 9 0] × [4 1 8 7 0 3 6 9 5] × [2 0 5 6 7 3 9 4 1] ＝ □

解答　問1 7－4＋2＝5　問2 8＋2－9＝1　問3 5×4＋0＝20　問4 8÷2－1＝3　問5 4×7÷2＝14　問6 5×2×8＝80

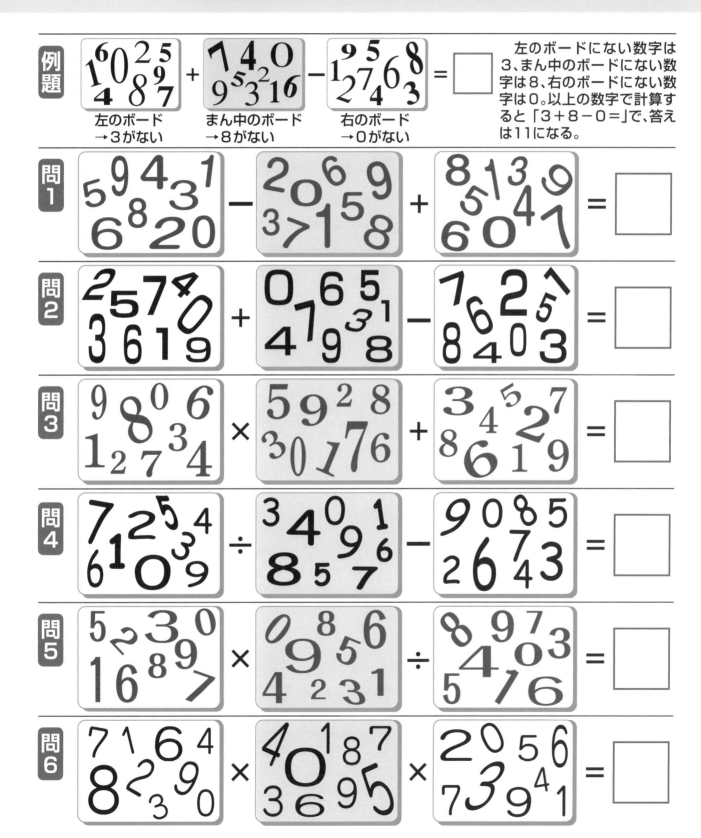

2日目

実施日

月　　日

買い物暗算ドリル①

各問1分で解きましょう。

正答数　／8問

❶〜❽は、買い物をしたときを想定した問題です。それぞれの問題について、代金の合計やおつりの金額、支払う金額を答えてください。計算は、暗算で行うようにしましょう。なお、価格は税込みです。

ポイント! 金額を、必要に応じて足したり引いたりします。計算途中の金額を一時的に覚えておく必要があるため、短期記憶力を強化できます。

❶ マグロの刺し身582円とレタス248円と納豆108円とせんべい182円を買いました。代金合計は？　□円

❷ 巨峰688円とチーズ128円と牛乳126円と豆腐108円とトマト315円を買いました。代金合計は？　□円

❸ 豚肉540円とソーセージ394円とキュウリ108円とジャガイモ263円と人参158円で代金合計は？　□円

❹ サンマ216円とキャベツ246円と鶏肉463円とカップメン98円と植物油148円で代金合計は？　□円

❺ 天ぷら692円と漬物246円とナス168円とリンゴ372円と正油182円を買いました。2,000円払ったらおつりはいくらもらえますか？　□円

❻ バナナ198円とロースハム98円とシイタケ242円とタマネギ123円と砂糖98円と卵198円を買いました。1,000円払ったらおつりはいくらもらえますか？　□円

❼ アサリ103円と長ネギ146円とエリンギ98円とダイコン164円とシシャモ207円とバター 278円を買いました。1,000円払ったらおつりはいくら？　□円

❽ サバ缶128円と白菜82円とカレールウ128円とキムチ182円と酢162円とみりん192円を買いました。おつりを30円もらうにはいくら払えばいい？　□円

解答　❶1120円　❷1365円　❸1463円　❹1171円　❺340円　❻43円　❼4円　❽904円

3日目

地図読みクイズ①

1分で覚えましょう。

正答数 ／6問

実施日

月　　日

下の地図を１分よく見て、現在地や建物などできるだけ多くの情報を記憶してください。記憶し終わったら、裏㌻の問題に進み、各問の正しい情報に○をつけましょう。

ポイント! 現在地や、建物の位置関係を覚えておかないと問題を解くことができません。地図を一枚の絵として視覚的に記憶するのがコツです。

●下の地図を１分で覚えたら、次の㌻の問題に答えてください。

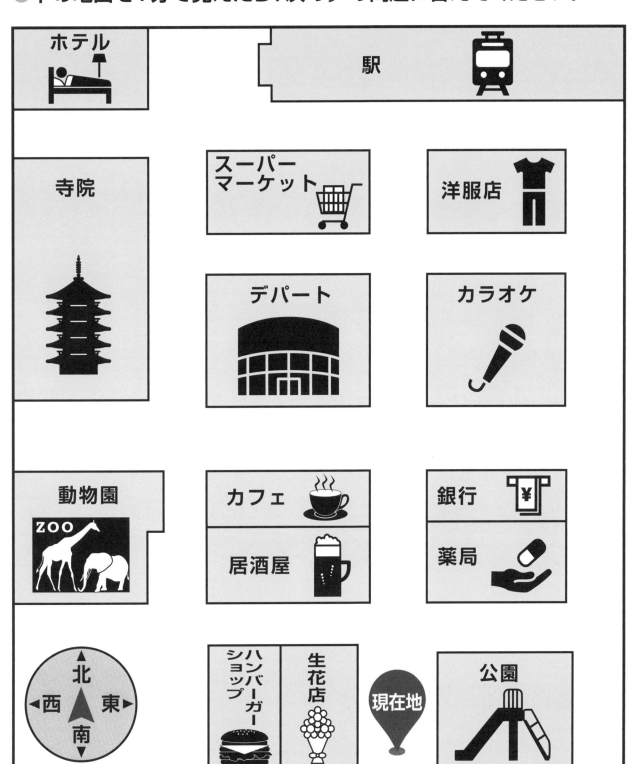

●前のページの地図を思い出しながら各問の正解を○で囲みましょう。

❶ 現在地は公園と何の建物の間だったでしょう?

（生花店・カフェ・薬局）

❷ 現在地から北へ直進し、突き当たりまで歩いたとき通らなかった建物はどれでしょう?

（デパート・スーパーマーケット・寺院）

❸ 現在地から見て、動物園はどの方角にあったでしょう?

（東・西・南・北）

❹ 駅の西側には何があったでしょう?

（デパート・銀行・ホテル）

❺ 地図にあった建物はどれでしょう?

（ペットショップ・居酒屋・学校）

❻ 次のうち間違っている情報はどれでしょう?

（薬局と銀行は隣接している・
現在地は地図の北側である・生花店は１店舗ある）

解答 ❶生花店 ❷寺院 ❸西 ❹ホテル ❺居酒屋 ❻現在地は地図の北側である

4日目 ひらがな計算①

各問1分で解きましょう。

正答数　／16問

実施日　月　日

ひらがなで書かれた❶～⓰までの計算式を、頭の中で数字と＋・－の計算記号に置き換えて解答を導き出してください。数字は１ケタか２ケタです。メモをしないで、暗算で計算していきましょう。

ポイント! 計算の途中で出た数字を頭の中にしっかり保持しながら、問題を読み進めていくことが、短期記憶の訓練にピッタリです。

❶ ななたすいちひくよんひくにたすさん＝
❷ ろくひくさんたすごひくいちたすに＝
❸ いちたすにたすななひくろくたすよん＝
❹ にたすななたすさんひくよんたすご＝
❺ はちたすろくたすななひくにたすさん＝
❻ さんたすいちたすごひくろくひくにたすなな＝
❼ ごひくよんたすはちひくにひくろくたすさん＝
❽ よんたすろくひくいちひくななたすはちひくに＝
❾ きゅうひくいちたすよんたすさんひくななたすに＝
❿ ななたすきゅうひくにたすはちたすいちひくご＝
⓫ ごたすじゅうごひくじゅうたすよん＝
⓬ にじゅうひくよんひくろくたすじゅうなな＝
⓭ はちたすさんたすじゅうきゅうたすじゅうさん＝
⓮ じゅうよんたすじゅうろくひくななたすはち＝
⓯ じゅうにひくさんたすじゅうななひくなな＝
⓰ さんじゅうひくじゅうひくじゅうにたすじゅうご＝

解答　❶5　❷9　❸8　❹13　❺22　❻8　❼4　❽8　❾10　❿18　⓫14　⓬27　⓭43　⓮31　⓯19　⓰23

4日目 硬貨カウントクイズ①

各問1分で解きましょう。

正答数　／12問

実施日　月　日

各問に、2つの金額が示されています。最も少ない枚数の硬貨でそれぞれの金額を支払うとき、硬貨の枚数がより少ないのはどちらの金額かを頭の中で考え、解答欄に答えの金額を書いてください。

ポイント! 左側の金額は硬貨が何枚必要かを数えてから、右側の枚数を数えます。両者の枚数を覚えておかないと、比較ができなくなります。

問1 75円と36円

硬貨は　　円が少ない

問2 130円と180円

硬貨は　　円が少ない

問3 250円と570円

硬貨は　　円が少ない

問4 220円と670円

硬貨は　　円が少ない

問5 126円と215円

硬貨は　　円が少ない

問6 383円と892円

硬貨は　　円が少ない

問7 905円と450円

硬貨は　　円が少ない

問8 490円と840円

硬貨は　　円が少ない

問9 725円と245円

硬貨は　　円が少ない

問10 698円と484円

硬貨は　　円が少ない

問11 435円と780円

硬貨は　　円が少ない

問12 675円と320円

硬貨は　　円が少ない

解答　問1 75円　問2 130円　問3 250円　問4 220円　問5 215円　問6 383円　問7 450円　問8 840円　問9 725円　問10 698円　問11 780円　問12 320円

5日目 お弁当の中身当てクイズ

1分で覚えましょう。

正答数 ／6問

下のお弁当箱の中身や形を１分よく見て、できるだけ多くの情報を記憶してください。記憶し終わったら、裏ページの問題に進み、各問の正しい情報に○をつけましょう。

実施日 月 日

ポイント! どの形のお弁当箱に、どんなおかずやご飯などが入っているか、よく覚えておくことで、短期記憶力が磨かれます。

●下のイラストを１分で覚えたら、次のページの問題に答えてください。

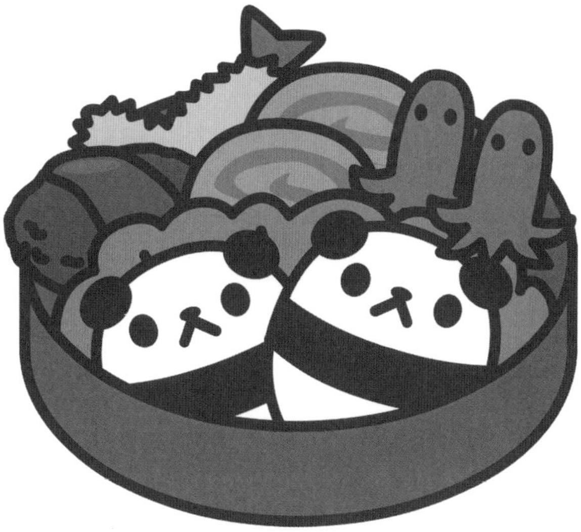

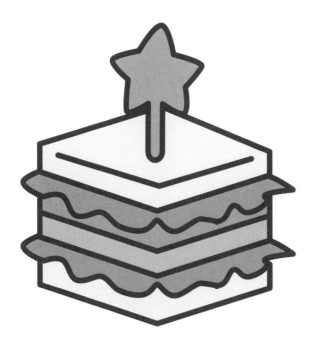

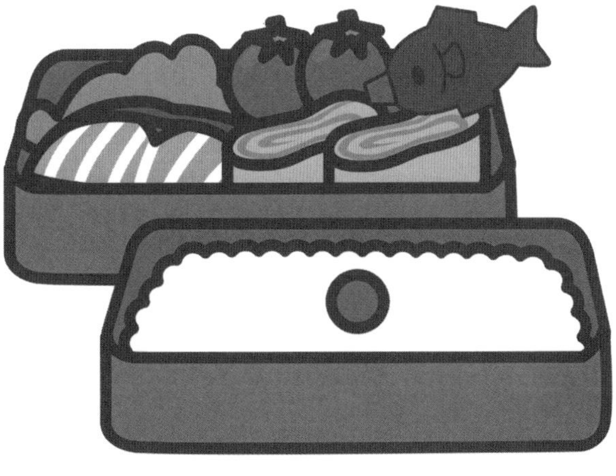

●前のページのイラストを思い出しながら各問の正解を〇で囲みましょう。

❶ パンダのおにぎりはどのお弁当箱に入っていましたか？

（丸型のお弁当箱・四角いお弁当箱・２段のお弁当箱）

❷ 三角のおにぎりはいくつあったでしょう？

（１個・２個・３個）

❸ どのお弁当箱にも入っていなかったおかずはどれでしょう？

（卵焼き・ブロッコリー・タコウインナー）

❹ がついていたものはどれでしょう？

（エビフライ・サンドウイッチ・ハンバーグ）

❺ エビフライが入っていなかったお弁当箱はどれでしょう？

（丸型のお弁当箱・四角いお弁当箱・２段のお弁当箱）

❻ プチトマトは全部でいくつあったでしょう？

（１個・２個・３個）

解答 ❶丸型のお弁当箱 ❷2個 ❸ブロッコリー ❹サンドウイッチ ❺2段のお弁当箱 ❻3個

6日目

ロープライス計算①

各問1分で解きましょう。

正答数 ／14問

各問には、アとイの２種類の値引きが表示されています。アとイのうち、値段の安いほうの記号を解答欄に記入してください。パッと見てわかるものは計算しなくてもいいでしょう。

実施日　月　日

ポイント! アならいくらか、イならいくらかをまず計算し、それぞれの金額を覚えて頭の中で比較する短期記憶力のトレーニングです。

	ア	イ	答え
❶	700円の 50円引き	730円の 60円引き	
❷	850円の 300円引き	920円の 360円引き	
❸	1350円の 600円引き	1420円の 700円引き	
❹	2020円の 300円引き	2200円の 440円引き	
❺	5700円の 820円引き	5350円の 500円引き	
❻	450円の ２割引き	500円の 150円引き	
❼	740円の ５割引き	860円の 470円引き	
❽	1580円の ２割引き	1700円の 460円引き	
❾	4500円の ４割引き	3580円の 800円引き	
❿	550円の ２割引き	600円の ３割引き	
⓫	1380円の ２割引き	1650円の ３割引き	
⓬	2560円の ３割引き	2250円の ２割引き	
⓭	1800円の 20%引き	1900円の 25%引き	
⓮	4200円の 20%引き	5100円の 40%引き	

解答 ❶ア ❷ア ❸イ ❹ア ❺イ ❻イ ❼ア ❽イ ❾ア ❿イ ⓫ア ⓬ア ⓭イ ⓮イ

6日目 ピタリ100計算①

各問1分で解きましょう。

正答数 ／16問

実施日 月 日

❶～⓰で示されている4つの数字のうち、３つの数字を足すとぴったり100になる組み合わせがあります。この組み合わせに当てはまらない数字が何かを答えてください。できるだけ早く答えましょう。

ポイント！ ３つの数字の足し算を頭の中で何通りも行い、その結果を覚えておくことが、短期記憶のトレーニングになり正解にも近づきます。

❶

28	30
42	50

❷

45	16
41	39

❸

9	13
77	14

❹

10	24
19	57

❺

18	63
31	19

❻

51	32
43	25

❼

17	52
31	22

❽

36	21
26	38

❾

41	32
34	27

❿

86	4
10	16

⓫

24	60
29	11

⓬

18	12
33	49

⓭

26	35
39	17

⓮

13	66
21	27

⓯

31	46
48	23

⓰

38	43
13	44

解答 ❶50 ❷41 ❸13 ❹10 ❺31 ❻51 ❼22 ❽21 ❾34 ❿16 ⓫24 ⓬12 ⓭17 ⓮27 ⓯48 ⓰38

7日目 イラスト間違い探し①

各問1分で解きましょう。

正答数 ／6問

実施日

月　日

下のイラストを各１分よく見て、できるだけ多くの情報を記憶してください。記憶し終わったら、裏ﾍﾟｰｼﾞの問題に進み、異なっているところを３つ探しましょう。問1、問2は別々に解いてください。

ポイント! 「正」のイラストを一時的に記憶した後、「誤」のイラストを見ます。難しい場合は表裏で「正」と「誤」のイラストを見比べてもOKです。

問1 下のイラストを１分で覚えたら、次のﾍﾟｰｼﾞに進んでください。

正のイラスト

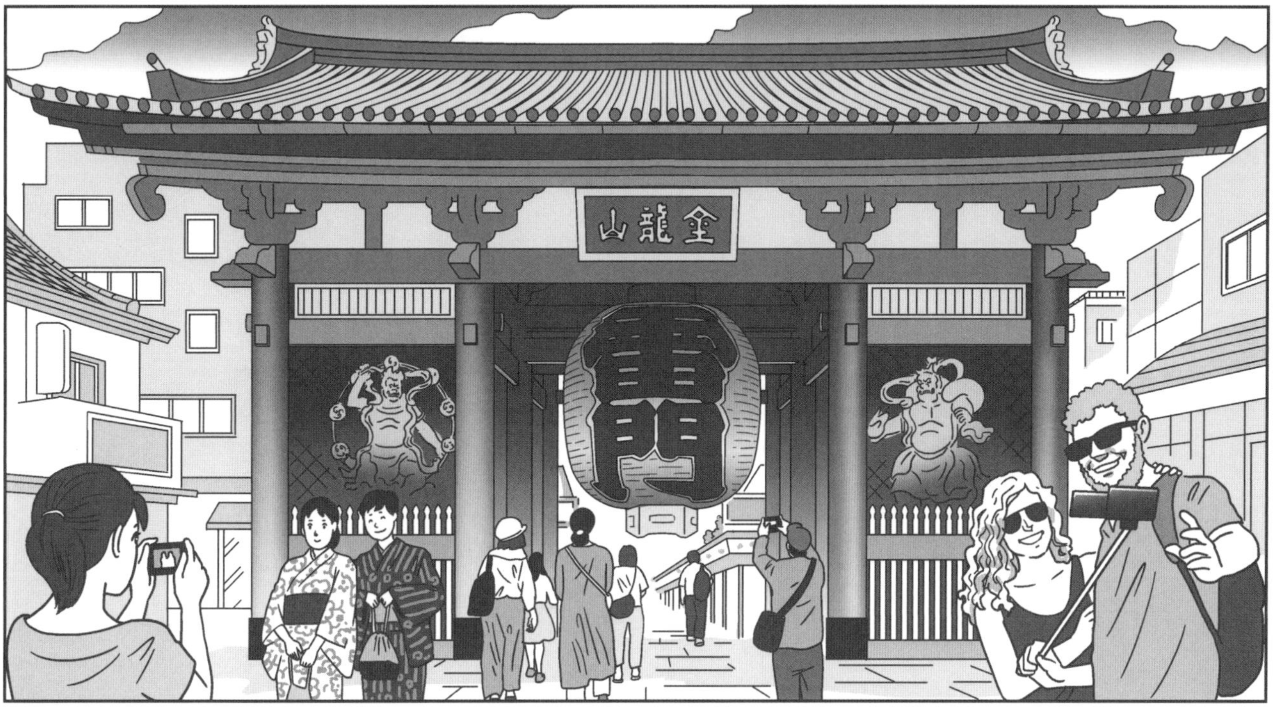

問2 下のイラストを１分で覚えたら、次のﾍﾟｰｼﾞに進んでください。

正のイラスト

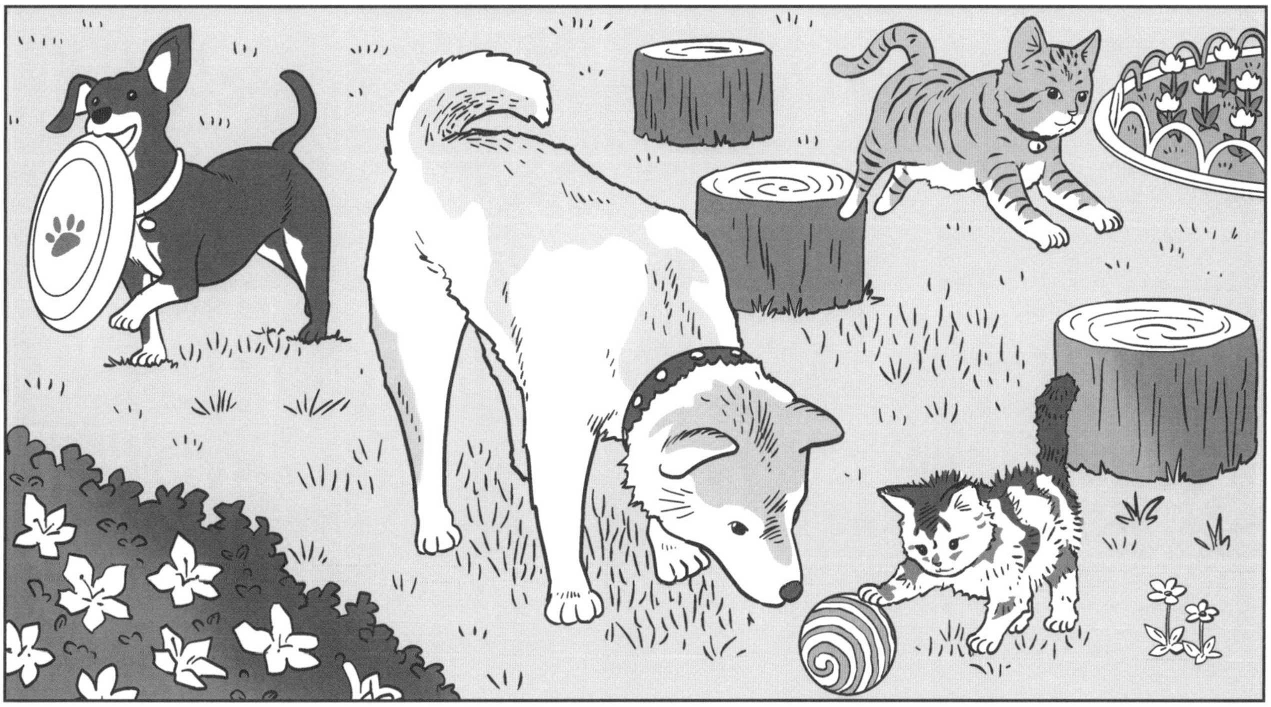

問1 前の㌻のイラストを思い出しながら、
異なる場所を3つ探して○で囲みましょう。

誤のイラスト

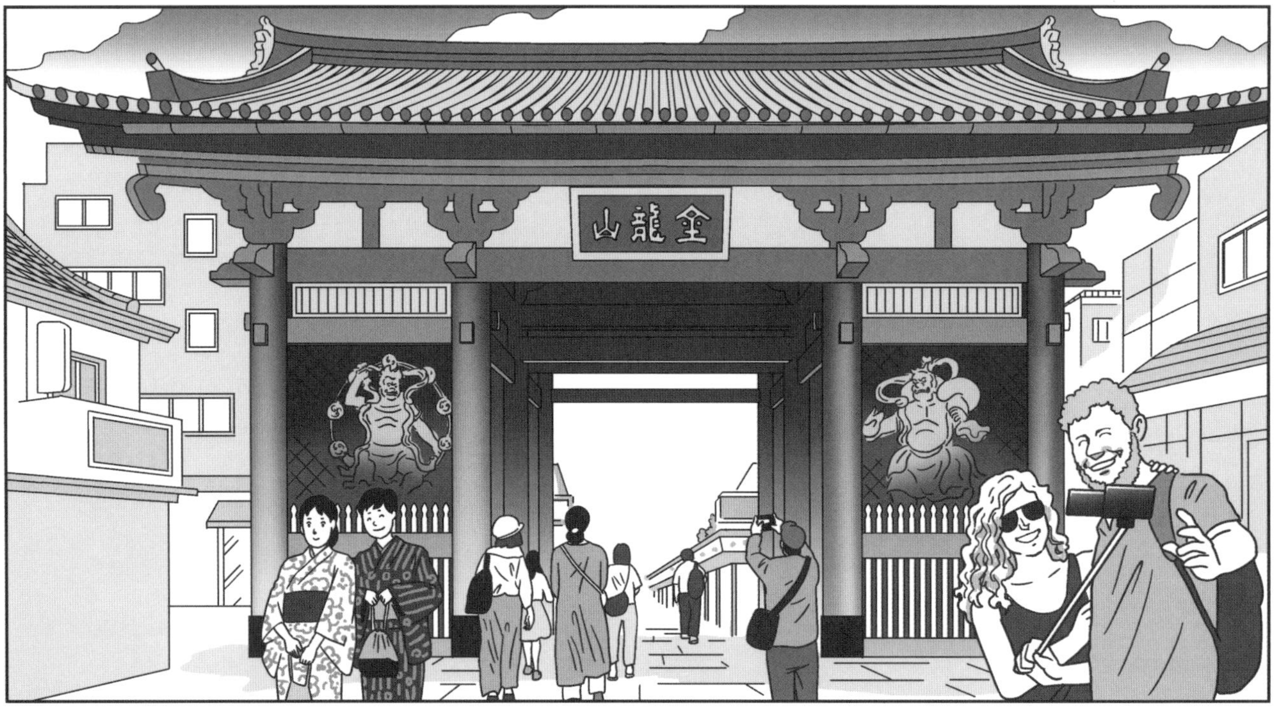

問2 前の㌻のイラストを思い出しながら、
異なる場所を3つ探して○で囲みましょう。

誤のイラスト

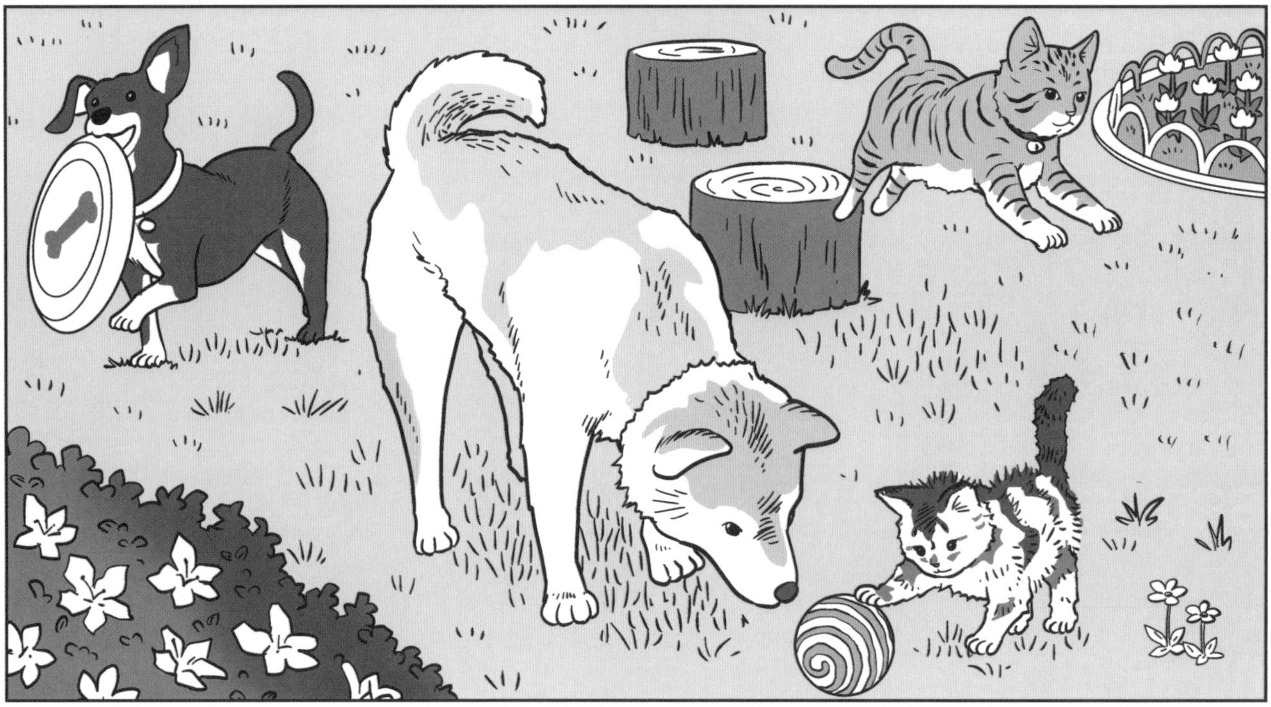

解答は71㌻

8日目 ないもの計算②

各問1分で解きましょう。

正答数 ／7問

3つのボードからなる計算式があります。各ボードには0～9の数字で1つだけ足りないものがあり、その数字で計算式を作って答えましょう。足りない数字をメモせず、各問を見るだけで解答します。

実施日　　月　　日

ポイント! ボードにない数字を一時的に3つ記憶しておき、その3つの数字を頭の中で思い出しながら解く計算問題。短期記憶の強化になります。

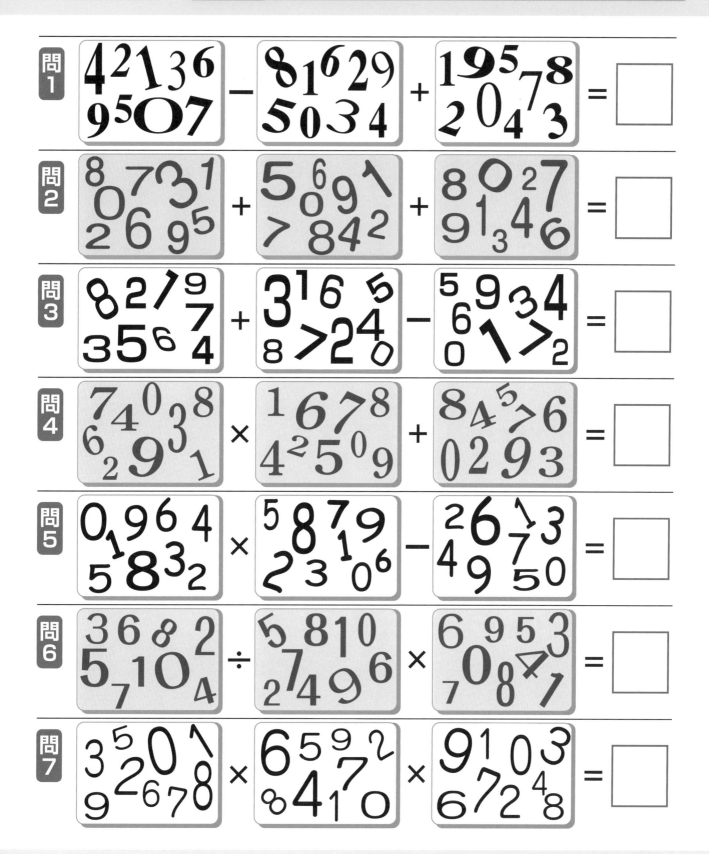

問1 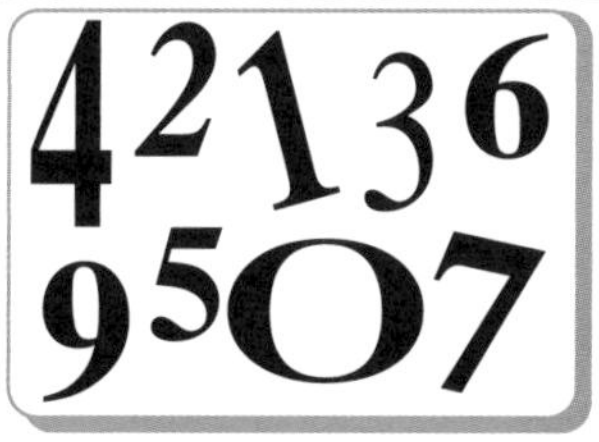 − 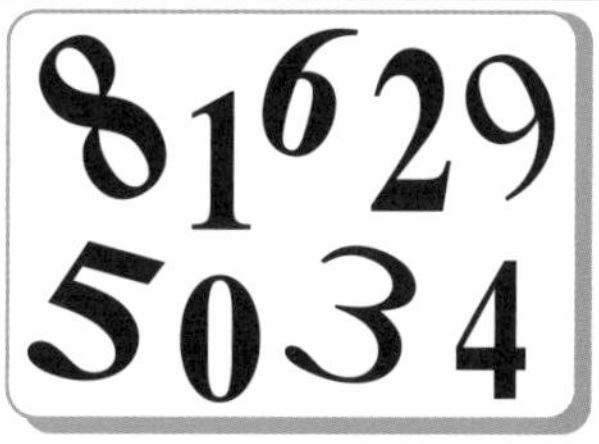 ＋ 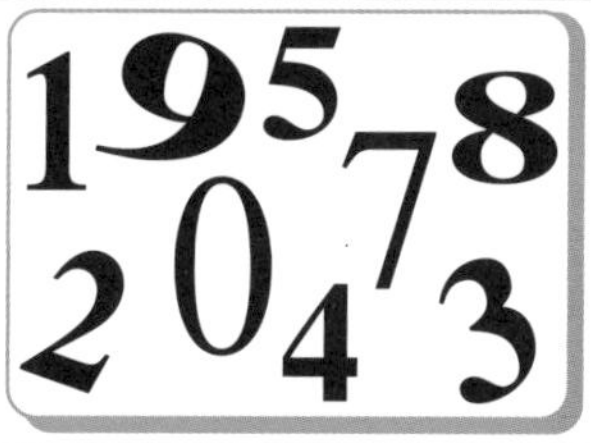 ＝ □

問2 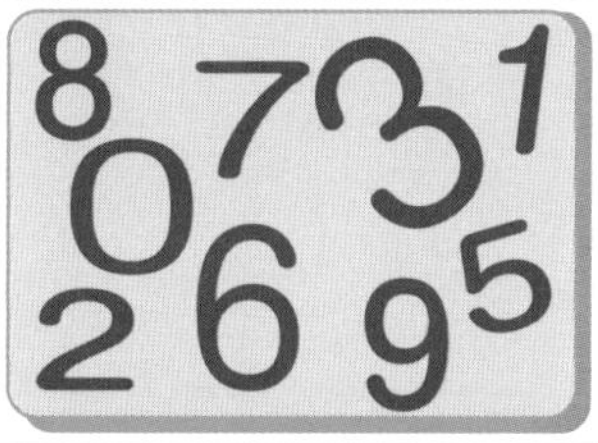 ＋  ＋ 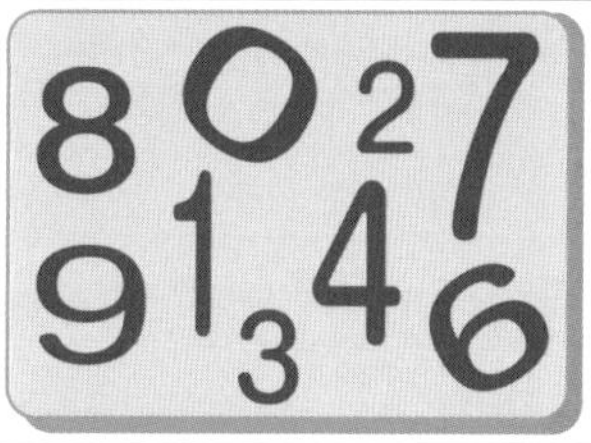 ＝ □

問3 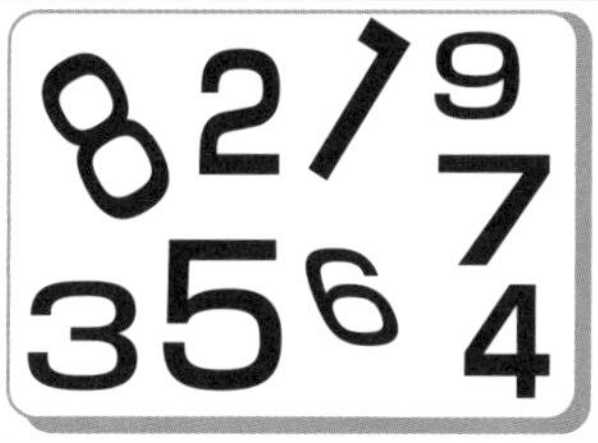 ＋ 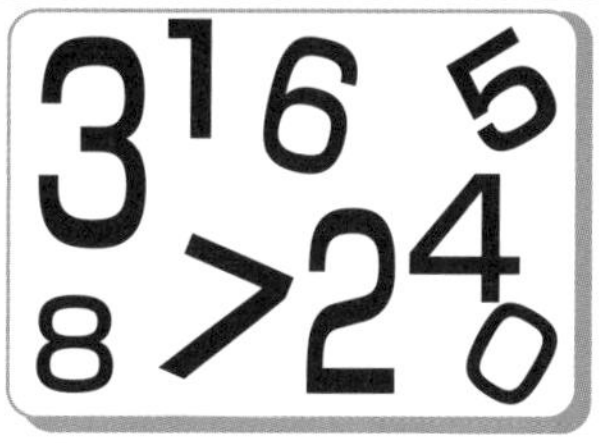 − 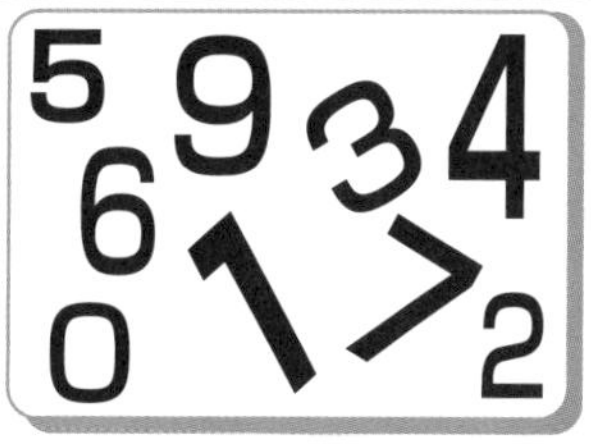 ＝ □

問4 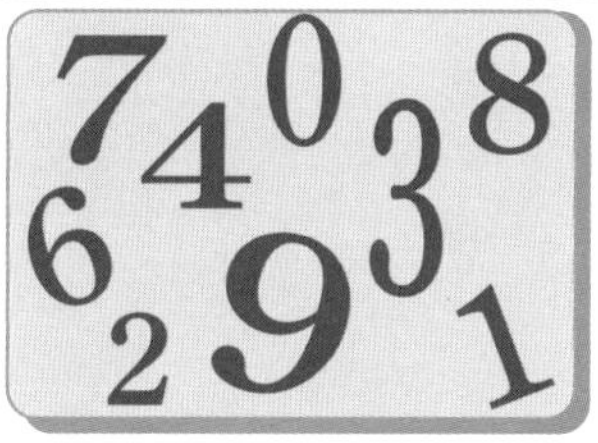 × 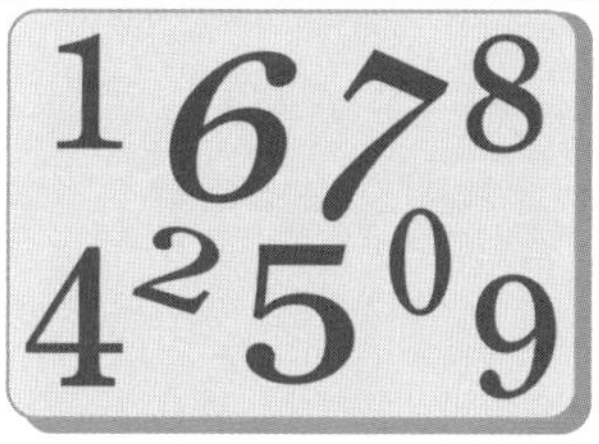 ＋ 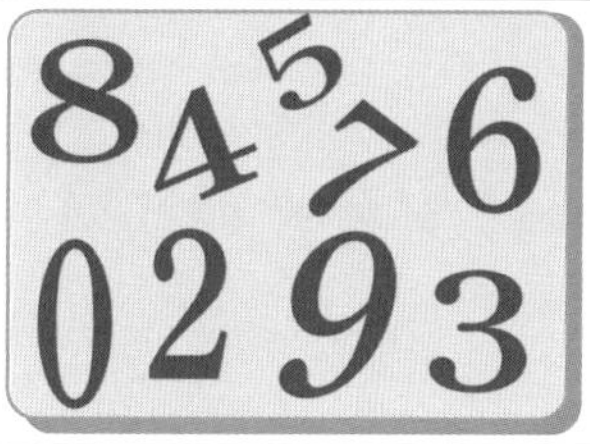 ＝ □

問5 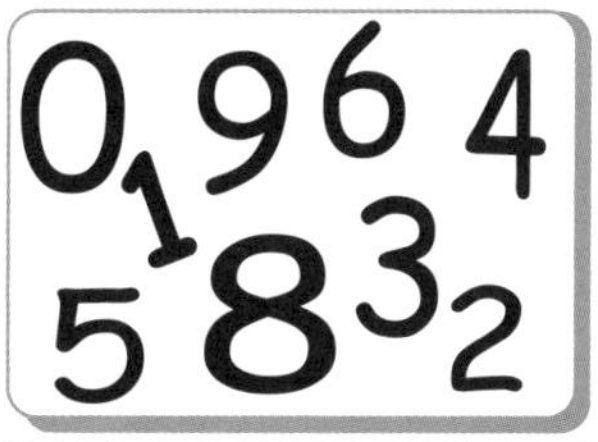 × 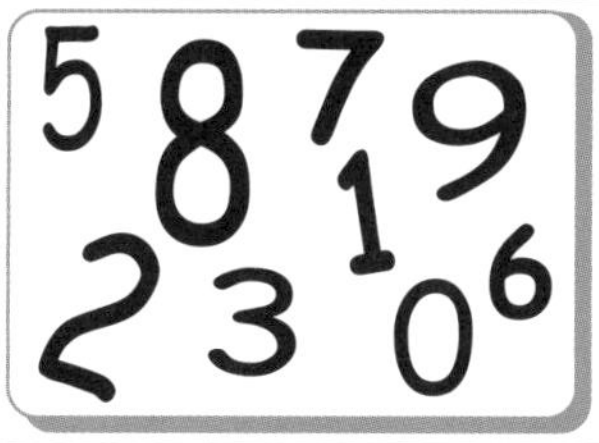 − 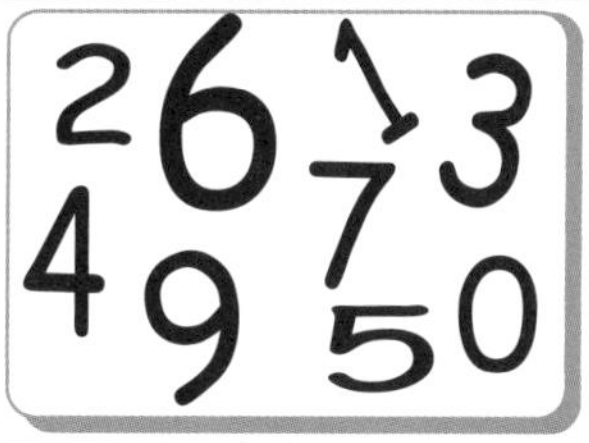 ＝ □

問6 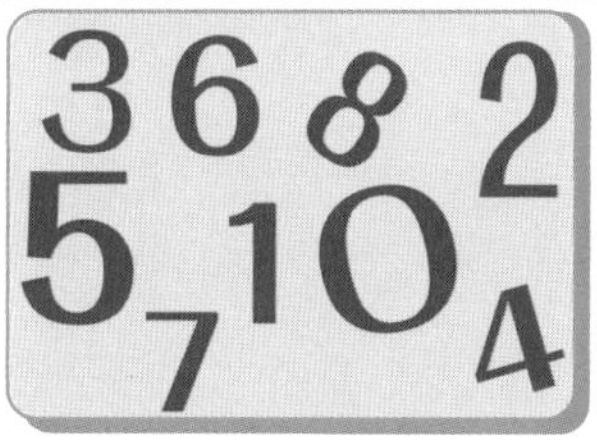 ÷ 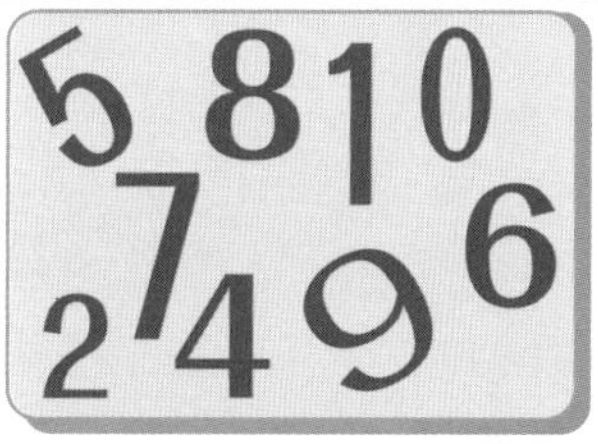 ×  ＝ □

問7 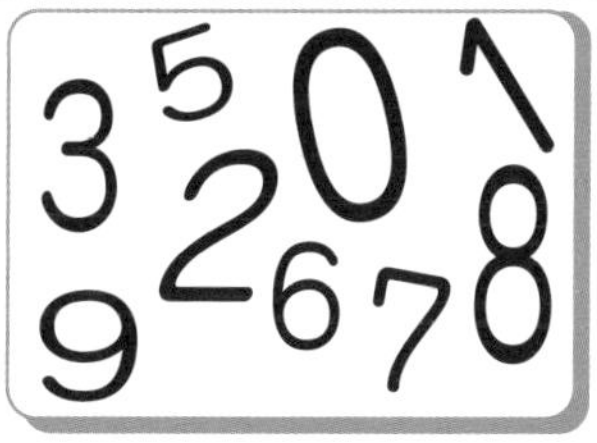 × 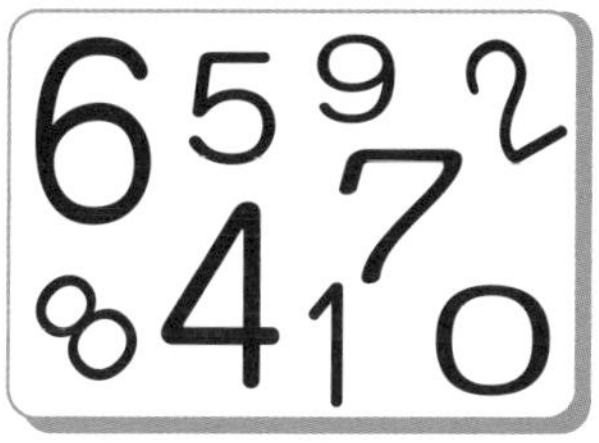 × 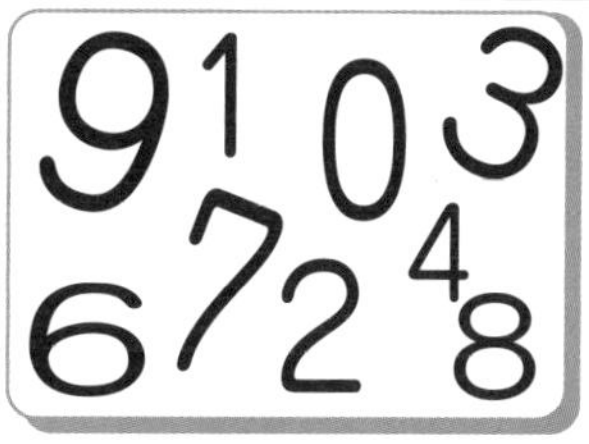 ＝ □

解答 問1 8−7+6=7 問2 4+3+5=12 問3 0+9−8=1 問4 5×3+1=16 問5 7×4−8=20 問6 9÷3×2=6 問7 4×3×5=60

8日目 買い物暗算ドリル②

各問1分で解きましょう。

正答数 ／8問

❶～❽は、買い物をしたときを想定した問題です。それぞれの問題について、代金の合計やおつりの金額、支払う金額を答えてください。計算は、暗算で行うようにしましょう。なお、価格は税込みです。

実施日 月 日

ポイント！ 金額を、必要に応じて足したり引いたりします。計算途中の金額を一時的に覚えておく必要があるため、短期記憶力を強化できます。

❶ ヨーグルト127円と豚ひき肉105円とツナの缶詰429円とマヨネーズ138円で代金合計は？ ＿＿円

❷ 釜揚げシラス429円とマイタケ170円とドーナツ300円と長ネギ213円を買いました。代金合計は？ ＿＿円

❸ サラダ油311円とコメ950円と鶏もも肉105円とインスタントコーヒー699円で代金合計は？ ＿＿円

❹ 煎茶991円とポン酢181円とピーマン108円と中濃ソース278円で代金合計は？ ＿＿円

❺ ブロッコリー170円とエビフライ321円とシュークリーム213円と低脂肪乳235円を買いました。1,000円払ったらおつりはいくらもらえますか？ ＿＿円

❻ スライスチーズ178円と海鮮丼弁当518円とトマト421円とみそ汁の素192円を買いました。2,000円払ったらおつりはいくらもらえますか？ ＿＿円

❼ ダイコン138円とロールキャベツ324円とプリン170円と卵149円を買いました。1,000円払ったらおつりはいくらもらえますか？ ＿＿円

❽ 切りモチ645円と焼きチクワ192円とレンコン84円と食パン127円を買いました。おつりを5円もらうにはいくら払えばいい？ ＿＿円

解答 ❶799円 ❷1112円 ❸2065円 ❹1558円 ❺61円 ❻691円 ❼219円 ❽1053円

9日目 ニュースクイズ①

1分で覚えましょう。

正答数 ／6問

架空の動物園で誕生した赤ちゃんカワウソのニュースを約１分で音読し、情報をできるだけ多く記憶してください。音読が終わったら、裏ﾍﾟｰｼﾞの問題に進み、各問の正しい情報に○をつけてください。

実施日

月　日

ポイント！ 音読で読み上げた大事な情報を、自分でしっかり押さえて覚えておき、必要に応じて思い出す、短期記憶力強化のトレーニングです。

●下のニュースを約１分で音読したら、次のﾍﾟｰｼﾞの問題に答えてください。

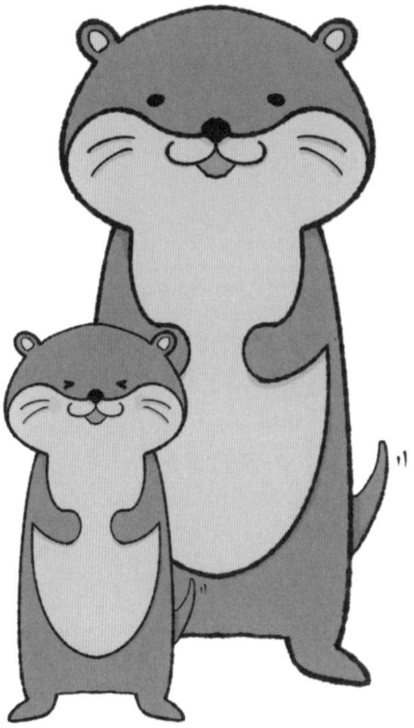

和歌山県のＡ動物園で６月10日に生まれたカワウソの赤ちゃんの３回目の身体検査が同月20日に行われ、性別がメスであることが判明しました。赤ちゃんの体重は90ｸﾞﾗﾑ、体長は18ｾﾝﾁと順調に成長しています。

また、母親のマルコの健康状態も安定しています。出産後はしばらく食欲が落ちていましたが、13日頃からは徐々に元に戻り、最近ではご飯のおかわりをねだる姿も見られるようです。

母子の一般公開は現在未定ですが、来月には園内で暮らすかわいいカワウソたちの写真展やカワウソの赤ちゃんの名前を募集する応募箱を設置するなどさまざまなイベントを行う予定です。

●前のページのニュースの内容を思い出しながら
各問の正解を○で囲みましょう。

❶ カワウソの赤ちゃんがいる動物園は何県でしょう?

（徳島県・和歌山県・愛媛県）

❷ カワウソの赤ちゃんの性別はどちらでしょう?

（オス・メス・不明）

❸ カワウソの赤ちゃんの身体検査は
今回で何回目でしょう?

（1回目・2回目・3回目）

❹ カワウソの赤ちゃんの現在の体長は何センチでしょう?

（14センチ・16センチ・18センチ）

❺ 母親のマルコの健康状態で
現在の正しい情報はどれでしょう?

（食欲がない・安定している・睡眠時間が短い）

❻ 来月のA動物園のイベントで行われるものは
どれでしょう?

（母子の展示・記念切手の販売・カワウソの写真展）

解答 ❶和歌山県 ❷メス ❸3回目 ❹18センチ ❺安定している ❻カワウソの写真展

10日目 ひらがな計算②

各問1分で解きましょう。

正答数 ／16問

実施日　月　日

ひらがなで書かれた❶～⑯までの計算式を、頭の中で数字と＋・－の計算記号に置き換えて解答を導き出してください。数字は１ケタか２ケタです。メモをしないで、暗算で計算していきましょう。

ポイント！ 計算の途中で出た数字を頭の中にしっかり保持しながら、問題を読み進めていくことが、短期記憶の訓練にピッタリです。

❶ ごたすいちたすにひくろくたすよん＝

❷ きゅうひくさんひくごたすななひくさん＝

❸ いちたすはちひくななたすろくひくに＝

❹ にたすごたすさんひくろくたすよん＝

❺ よんたすななひくにたすろくひくはち＝

❻ さんたすいちたすごひくにひくろくたすなな＝

❼ ろくひくにたすいちたすよんひくななたすご＝

❽ はちたすにひくよんひくさんたすななひくろく＝

❾ ななたすにたすさんひくよんたすはちひくきゅう＝

❿ ごたすろくひくにたすきゅうたすななひくはち＝

⓫ じゅうたすろくひくはちたすじゅうに＝

⓬ さんたすじゅうななたすにひくにじゅう＝

⓭ はちたすごたすじゅうにひくじゅうご＝

⓮ よんじゅうひくはちひくにじゅうにたすなな＝

⓯ じゅうさんたすじゅうはちひくろくひくはち＝

⓰ じゅういちたすじゅうきゅうひくじゅうたすじゅうに＝

解答 ❶6 ❷5 ❸6 ❹8 ❺7 ❻8 ❼7 ❽4 ❾7 ❿17 ⓫20 ⓬2 ⓭10 ⓮17 ⓯17 ⓰32

10日目 硬貨カウントクイズ②

各問1分で解きましょう。

正答数 ／12問

実施日　月　日

各問に、2つの金額が示されています。最も少ない枚数の硬貨でそれぞれの金額を支払うとき、硬貨の枚数がより少ないのはどちらの金額かを頭の中で考え、解答欄に答えの金額を書いてください。

ポイント! 左側の金額は硬貨が何枚必要かを数えてから、右側の枚数を数えます。両者の枚数を覚えておかないと、比較ができなくなります。

問1 95円と62円

硬貨は［　　　円］が少ない

問2 430円と680円

硬貨は［　　　円］が少ない

問3 230円と750円

硬貨は［　　　円］が少ない

問4 405円と800円

硬貨は［　　　円］が少ない

問5 395円と920円

硬貨は［　　　円］が少ない

問6 383円と892円

硬貨は［　　　円］が少ない

問7 136円と616円

硬貨は［　　　円］が少ない

問8 195円と148円

硬貨は［　　　円］が少ない

問9 642円と392円

硬貨は［　　　円］が少ない

問10 810円と460円

硬貨は［　　　円］が少ない

問11 368円と856円

硬貨は［　　　円］が少ない

問12 758円と430円

硬貨は［　　　円］が少ない

解答　問1 62円　問2 680円　問3 750円　問4 800円　問5 920円　問6 383円　問7 616円　問8 195円　問9 642円　問10 810円　問11 856円　問12 430円

11日目

短期記憶力チェックテスト……❶

実施日

月　日

10日間のトレーニングお疲れ様でした。ここでは、あなたの短期記憶力がどれだけ強化できたかを試すチェックテストを行います。❶❷❸の手順に沿って問題を解き、短期記憶ドリルの成果を試しましょう。

❶ 下のイラストを1分よく見て覚えたら、次のページの問題に答えてください。

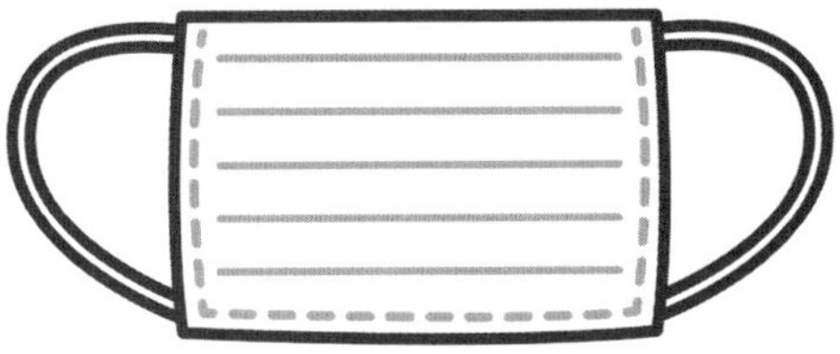
マスク

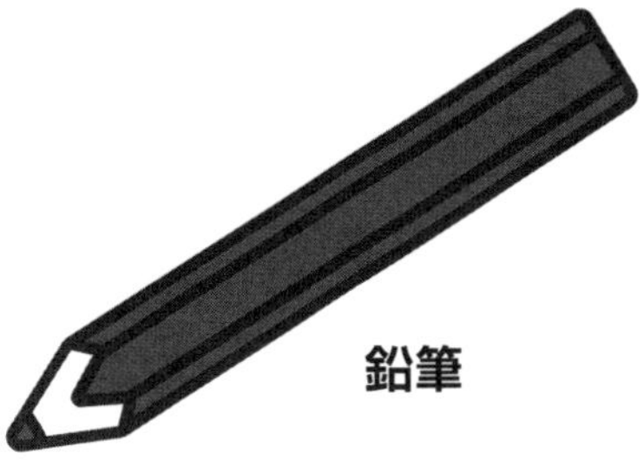
鉛筆

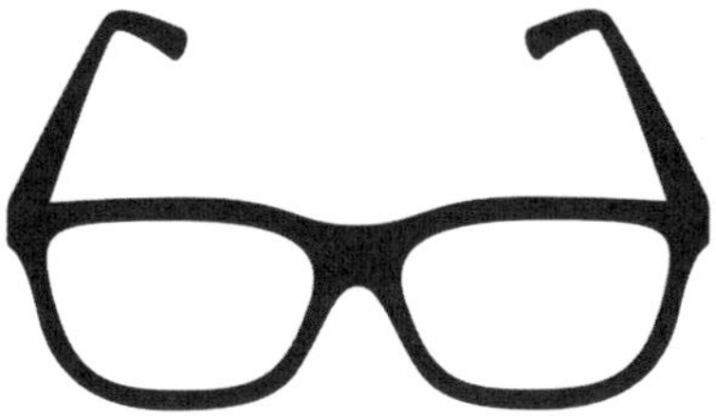
眼鏡

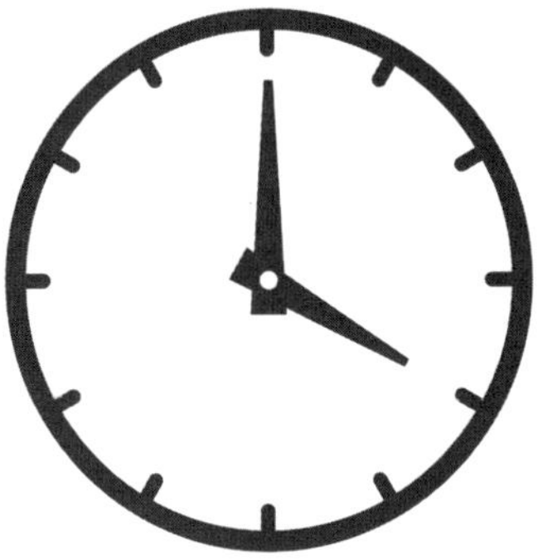
時計

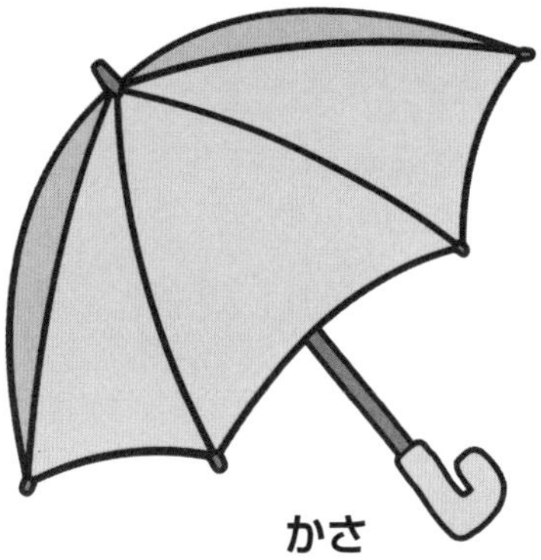
かさ

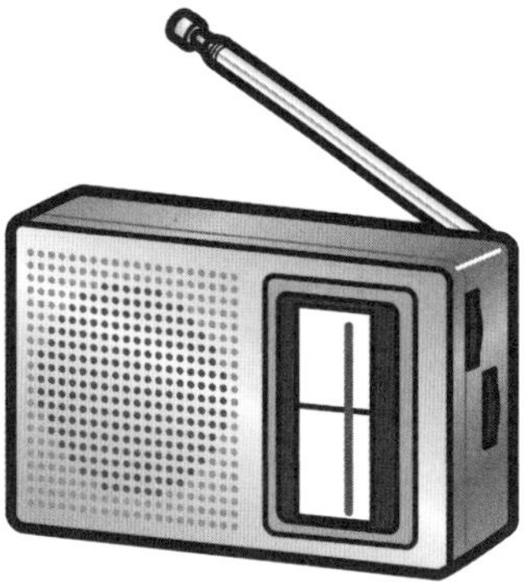
ラジオ

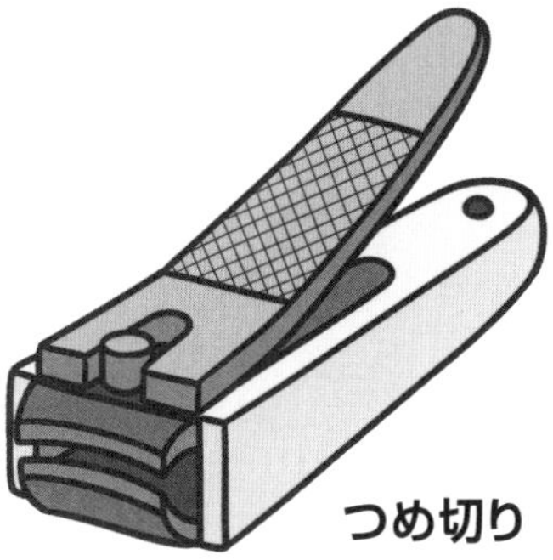
つめ切り

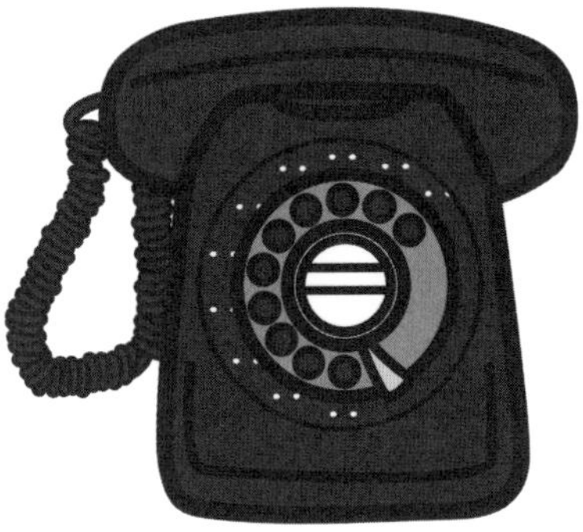
電話

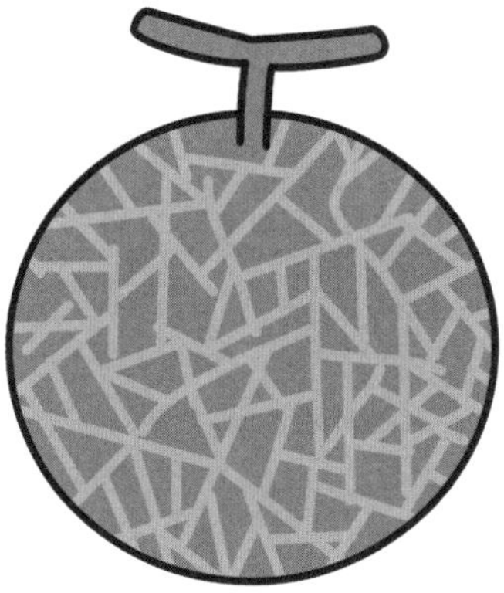
メロン

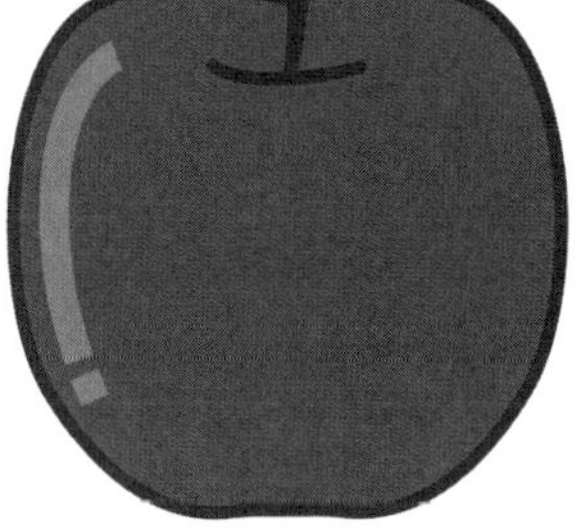
リンゴ

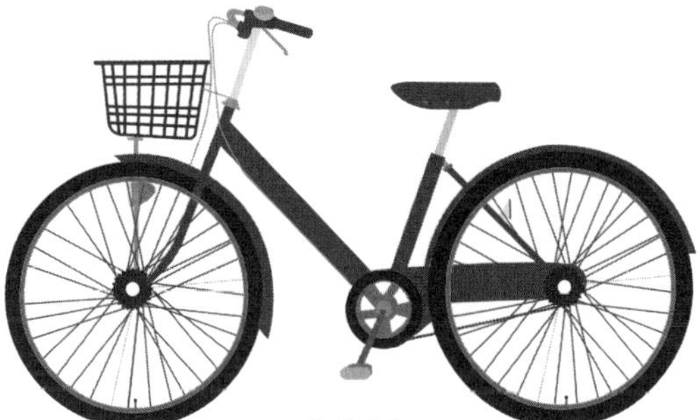
自転車

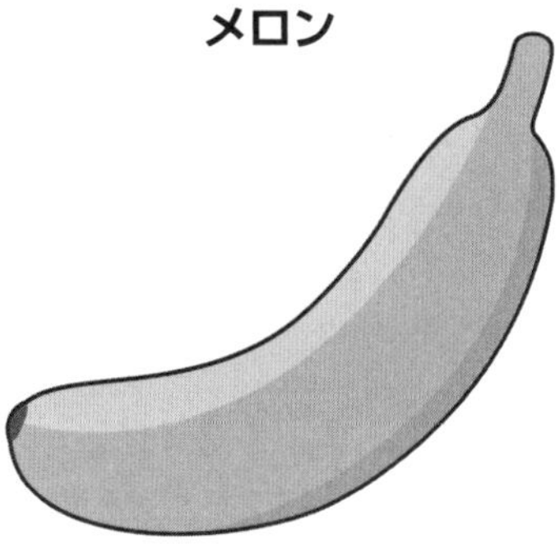
バナナ

❷ 簡単な計算問題と漢字の読み書きです。できるだけ早く1分以内にすべての問題に答えましょう。この問題の解答は下部にありますが、答え合わせは❸の問題を済ませてから行ってください。

1 3＋2 ▶	5 18＋2 ▶	9 検 索 ▶
2 4×1 ▶	6 3×4 ▶	10 2×9 ▶
3 変 身 ▶	7 りんじ ▶	11 前 進 ▶
4 10÷5 ▶	8 7－3 ▶	12 国 産 ▶

❸ ❶で覚えた12個のイラストを思い出してその名前を書いてください。制限時間は3分です（解答は順不同で可）。

書き終えたら前ページのイラストを見て答え合わせをしましょう。
❸で正解した個数であなたの短期記憶力をチェックします。

1〜4個	頑張りましょう！
5〜10個	順調に成果が出ています
11〜12個	すばらしい！

正答数
/12問

解答 ❶5 ❷4 ❸へんしん ❹2 ❺20 ❻12 ❼臨時 ❽4 ❾けんさく ❿18 ⓫ぜんしん ⓬こくさん

12日目

イラスト記憶クイズ①

1分で覚えましょう。

正答数 ／6問

下のイラストを1分よく見て、できるだけ多くの情報を記憶してください。記憶し終わったら、裏ページの問題に進み、各問の正しい情報に○をつけましょう。

実施日 月 日

ポイント! いろいろな観点から記憶したイラストの情報を、問題の条件に合わせて思い出す「短期記憶→想起」のトレーニングです。

●下のイラストを1分で覚えたら、次のページの問題に答えてください。

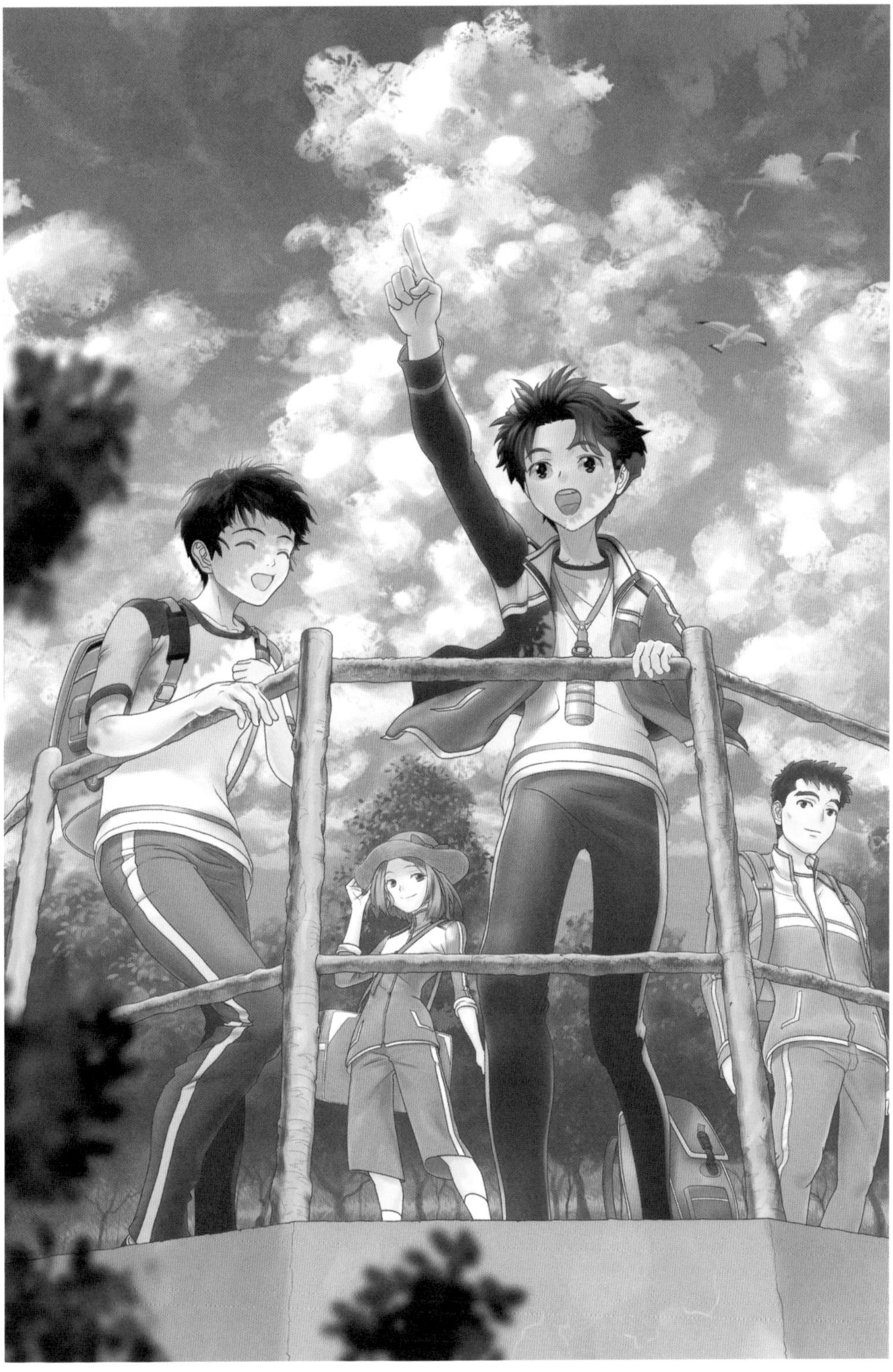

●前のページのイラストを思い出しながら各問の正解を○で囲みましょう。

❶ イラストには何人いたでしょう?

（3人・4人・5人）

❷ 帽子をかぶっていた人はどこにいたでしょう?

（右端・中央手前・中央奥）

❸ 地面に置かれていたものはなんでしょう?

（ペットボトル・レジャーシート・リュックサック）

❹ ジャージの上着を着ていた人は何人でしょう?

（1人・2人・3人）

❺ こちらから見て一番左側の人の表情はどれでしょう?

（笑顔・びっくり顔・困り顔）

❻ イラストの中に描かれていたのはどれでしょう?

（スマートフォン・カサ・鳥）

解答 ❶4人 ❷中央奥 ❸リュックサック ❹3人 ❺笑顔 ❻鳥

13日目 地図読みクイズ②

1分で覚えましょう。

正答数 ／6問

実施日 月 日

下の地図を１分よく見て、現在地や建物などできるだけ多くの情報を記憶してください。記憶し終わったら、裏ページの問題に進み、各問の正しい情報に○をつけましょう。

ポイント! 現在地や、建物の位置関係を覚えておかないと問題を解くことができません。地図を一枚の絵として視覚的に記憶するのがコツです。

●下の地図を１分で覚えたら、次のページの問題に答えてください。

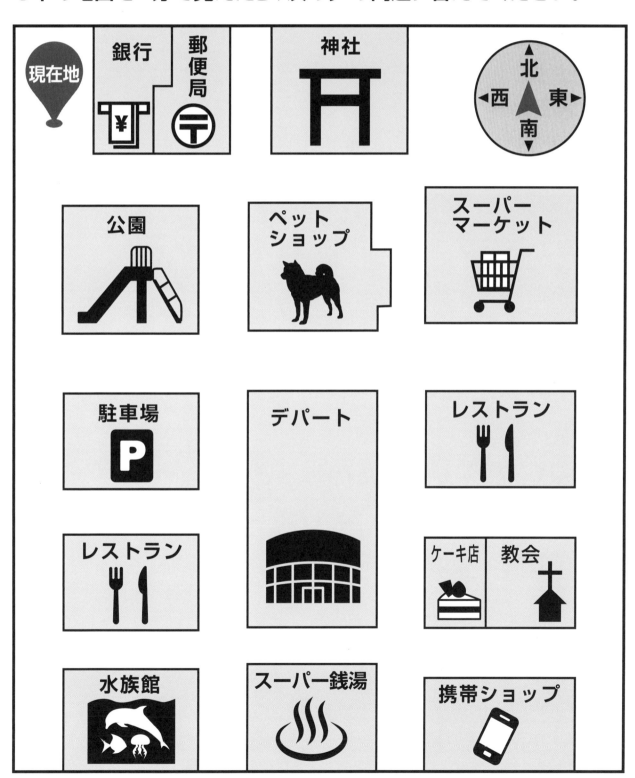

●前のページの地図を思い出しながら各問の正解を○で囲みましょう。

❶ 現在地のすぐ東側には何があったでしょう？

（銀行・公園・水族館）

❷ 現在地から南へ直進し、3つめの角を曲がって突き当りまで歩くと、どこに到着するでしょう？

（レストラン・神社・デパート）

❸ 現在地から一番遠い建物はどれでしょう？

（ペットショップ・駐車場・携帯ショップ）

❹ レストランは何店舗あったでしょう？

（1店舗・2店舗・3店舗）

❺ スーパー銭湯があったのはどこでしょう

（北側の神社の隣・東側のレストランの隣・西側の駐車場の隣・南側の水族館の隣）

❻ 次のうち間違っている情報はどれでしょう？

（地図の中で一番大きな建物はデパート・ケーキ店と教会は隣接している・駅がある）

解答 ❶銀行 ❷デパート ❸携帯ショップ ❹2店舗 ❺南側の水族館の隣 ❻駅がある

各問1分で解きましょう。

14日目 ロープライス計算②

正答数 ／14問

各問には、アとイの２種類の値引きが表示されています。アとイのうち、値段の安いほうの記号を解答欄に記入してください。パッと見てわかるものは計算しなくてもいいでしょう。

実施日　月　日

ポイント! アならいくらか、イならいくらかをまず計算し、それぞれの金額を覚えて頭の中で比較する短期記憶力のトレーニングです。

No.	ア	イ	答え
❶	570円の40円引き	610円の90円引き	
❷	870円の200円引き	930円の250円引き	
❸	1690円の340円引き	1720円の400円引き	
❹	2400円の550円引き	2650円の700円引き	
❺	4070円の750円引き	3500円の190円引き	
❻	710円の３割引き	650円の180円引き	
❼	850円の４割引き	770円の190円引き	
❽	2300円の３割引き	2450円の880円引き	
❾	6500円の５割引き	3880円の590円引き	
❿	980円の３割引き	880円の２割引き	
⓫	1150円の２割引き	1390円の３割引き	
⓬	5580円の４割引き	4400円の２割引き	
⓭	2050円の10%引き	2580円の30%引き	
⓮	6200円の30%引き	5600円の20%引き	

解答　❶イ　❷ア　❸イ　❹ア　❺イ　❻イ　❼ア　❽イ　❾ア　❿ア　⓫ア　⓬ア　⓭イ　⓮ア

各問1分で解きましょう。

正答数 ／16問

14日目 ピタリ100計算②

実施日 月 日

❶～⓰で示されている4つの数字のうち、3つの数字を足すとぴったり100になる組み合わせがあります。この組み合わせに当てはまらない数字が何かを答えてください。できるだけ早く答えましょう。

ポイント！ 3つの数字の足し算を頭の中で何通りも行い、その結果を覚えておくことが、短期記憶のトレーニングになり正解にも近づきます。

❶

10	37
20	43

❷

35	18
4	47

❸

16	26
19	65

❹

70	22
15	8

❺

28	9
58	33

❻

55	14
31	27

❼

30	45
38	17

❽

81	6
13	12

❾

18	23
71	11

❿

62	16
22	24

⓫

12	34
59	7

⓬

54	21
19	25

⓭

44	32
27	29

⓮

8	64
28	57

⓯

28	41
26	46

⓰

35	31
32	37

解答 ❶10 ❷4 ❸26 ❹15 ❺28 ❻27 ❼30 ❽12 ❾23 ❿24 ⓫12 ⓬19 ⓭32 ⓮57 ⓯41 ⓰35

15日目 冷蔵庫の中身当てクイズ

1分で覚えましょう。

正答数 ／6問

実施日 月 日

下の冷蔵庫の中身や場所を１分よく見て、できるだけ多くの情報を記憶してください。記憶し終わったら、裏ページの問題に進み、各問の正しい情報に○をつけましょう。

ポイント！ 何段目に何があるか、何があって何がないかを記憶してから思い出すトレーニングです。全体を視覚的に記憶するのが解くコツです。

●下のイラストを１分で覚えたら、次のページの問題に答えてください。

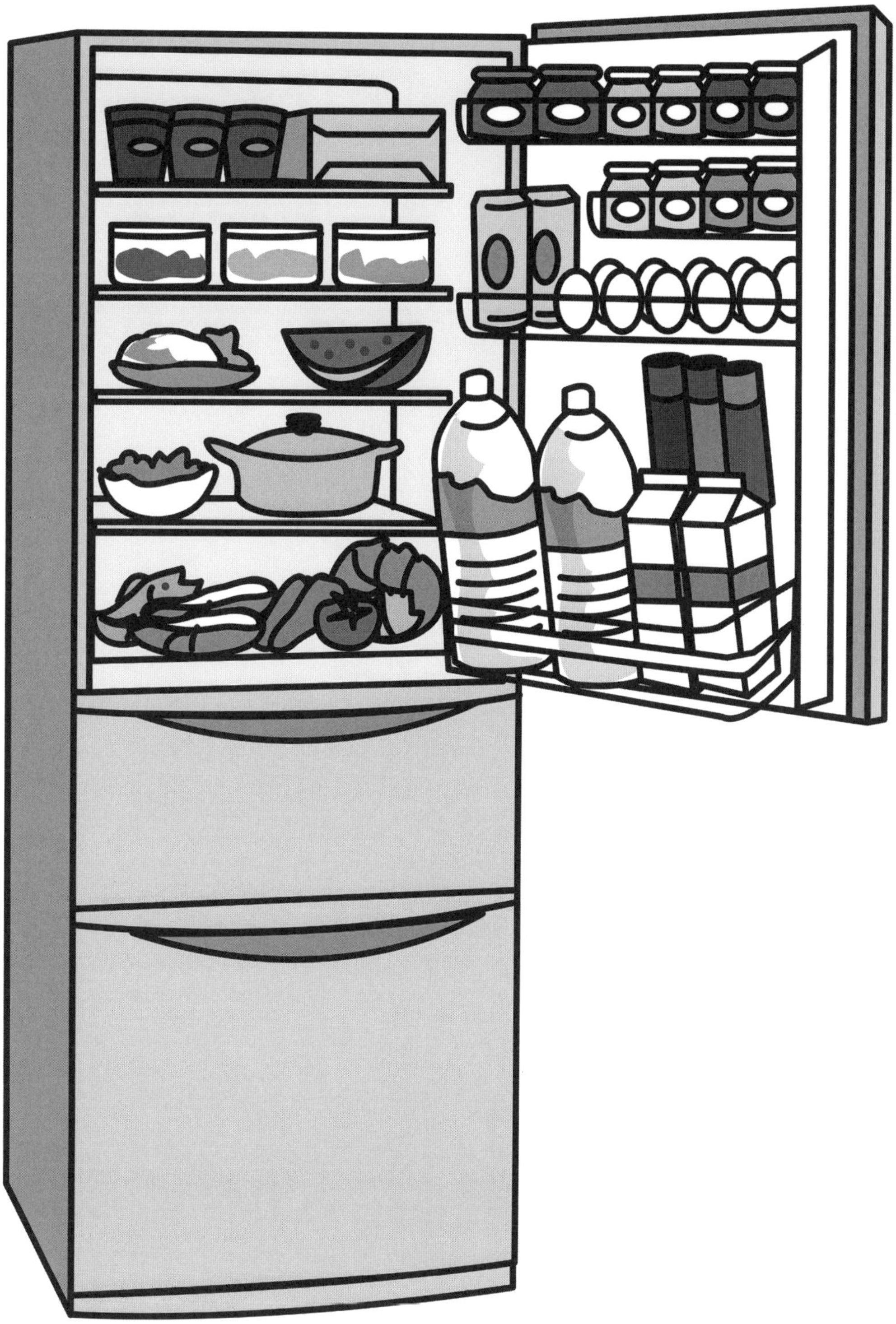

●前のページのイラストを思い出しながら各問の正解を○で囲みましょう。

❶ 冷蔵庫の扉が開いていたのは上から何段目の扉でしょう？

（1段目・2段目・3段目）

❷ 冷蔵庫の中にペットボトルは何本あったでしょう？

（1本・2本・3本）

❸ 冷蔵庫の中に入っていなかったものはどれでしょう？

（鍋・卵・マグカップ）

❹ 冷蔵庫の一番上の棚にあったものはどれでしょう？

（㋐ 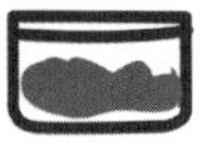 ・㋑ 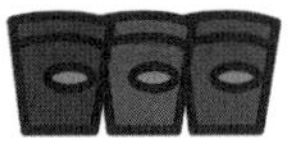 ・㋒ 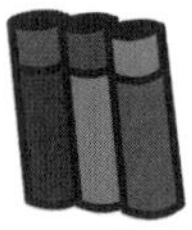 ）

❺ 冷蔵庫に中にあった果物はどれでしょう？

（レモン・メロン・スイカ）

❻ トマトが入っていたのは上から何段目の棚でしょう？

（1段目・3段目・5段目）

解答 ❶1段目 ❷2本 ❸マグカップ ❹㋑ ❺スイカ ❻5段目

ないもの計算③

各問1分で解きましょう。

正答数 ／7問

3つのボードからなる計算式があります。各ボードには0～9の数字で1つだけ足りないものがあり、その数字で計算式を作って答えましょう。足りない数字をメモせず、各問を見るだけで解答します。

実施日　　月　　日

ポイント! ボードにない数字を一時的に3つ記憶しておき、その3つの数字を頭の中で思い出しながら解く計算問題。短期記憶の強化になります。

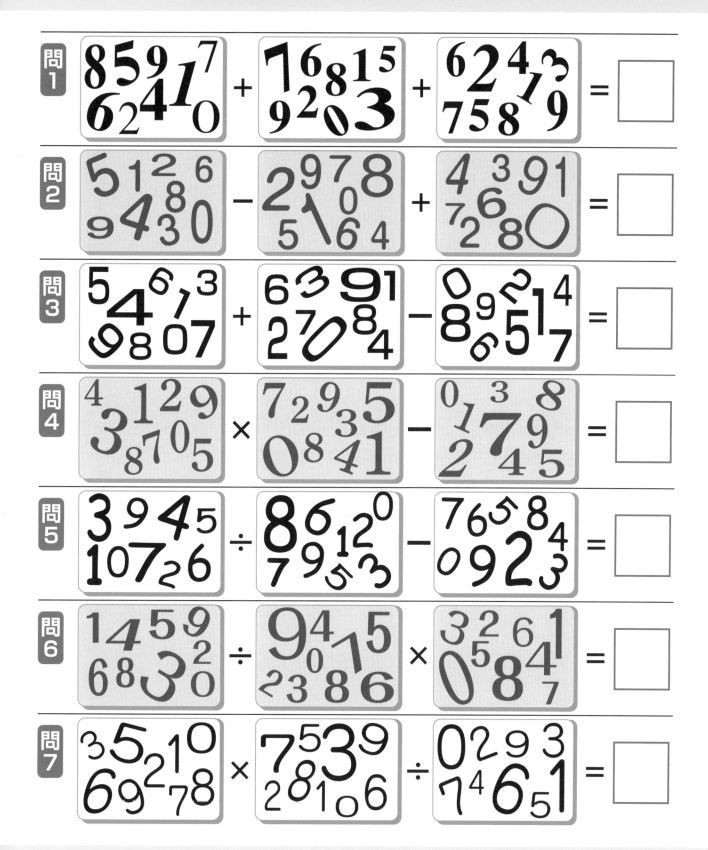

問1 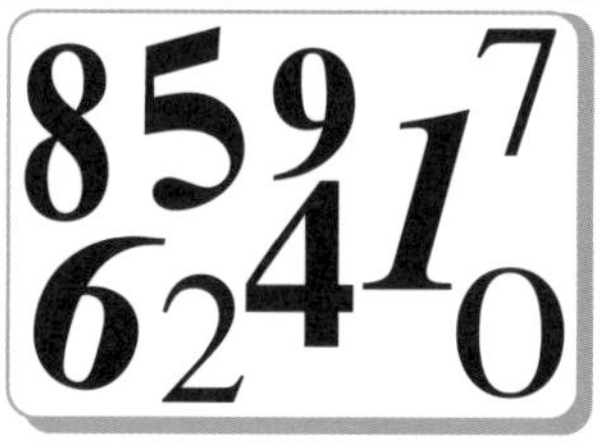 ＋ 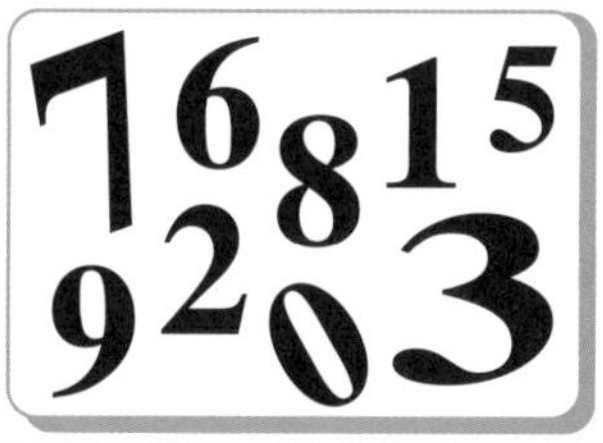 ＋ 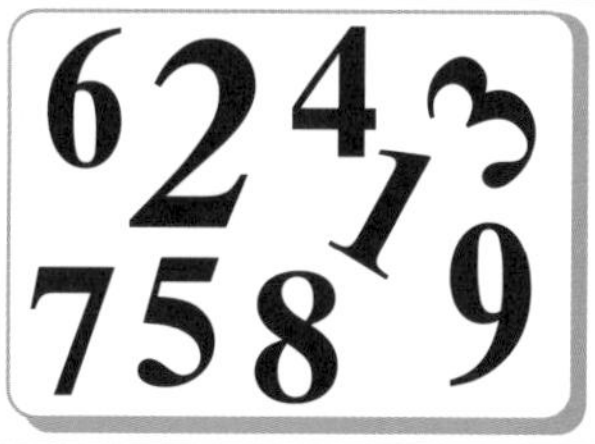 ＝ □

問2  −  ＋  ＝ □

問3 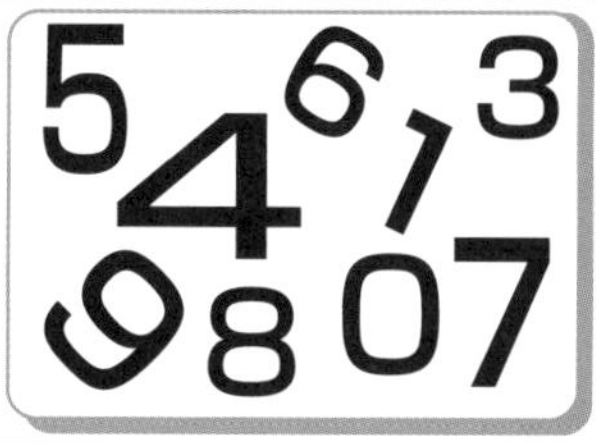 ＋  −  ＝ □

問4 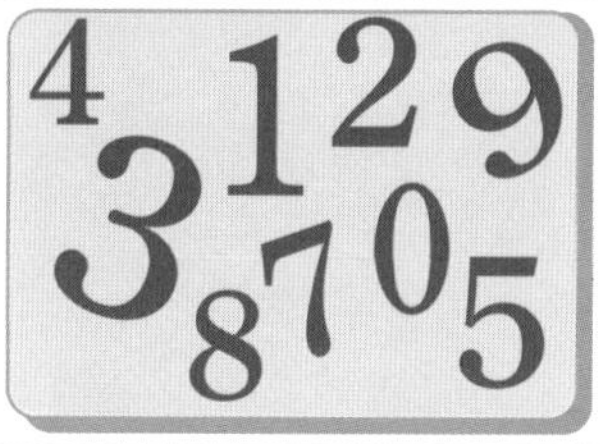 × 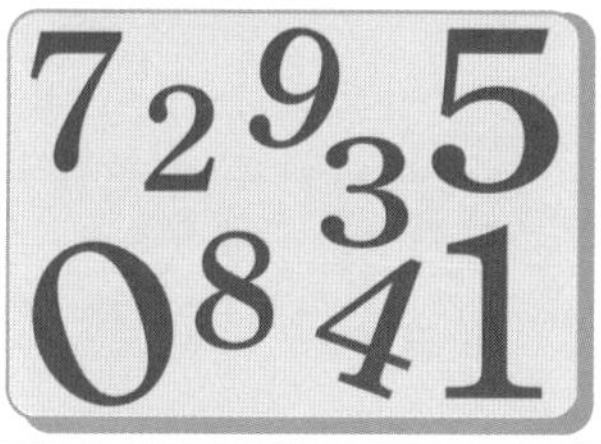 − 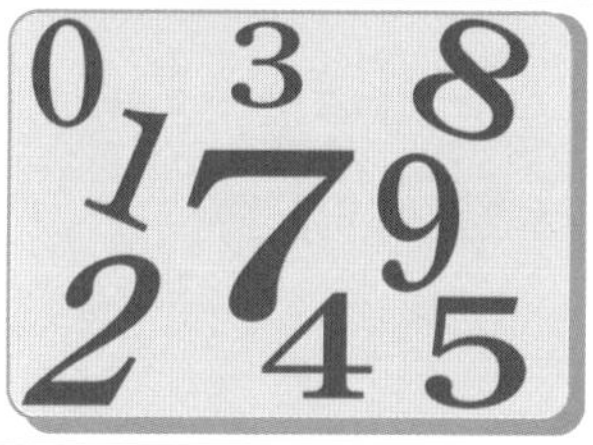 ＝ □

問5  ÷ 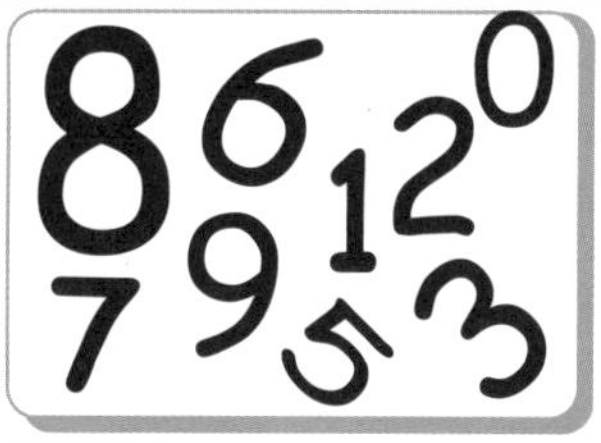 −  ＝ □

問6 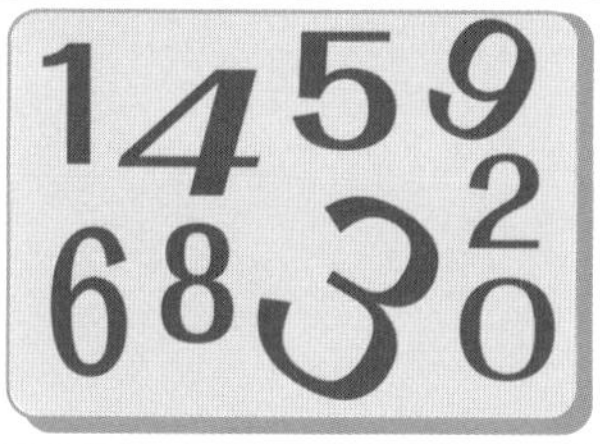 ÷  × 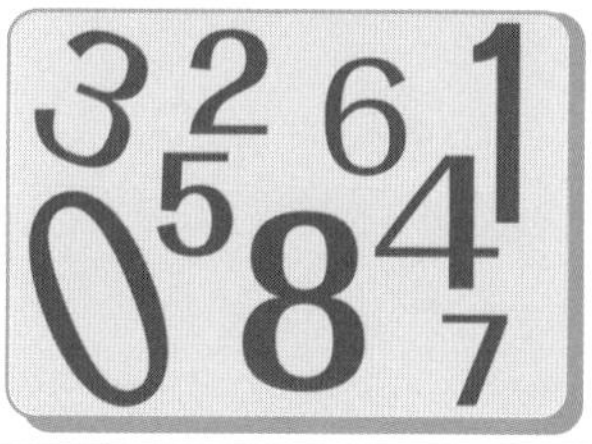 ＝ □

問7 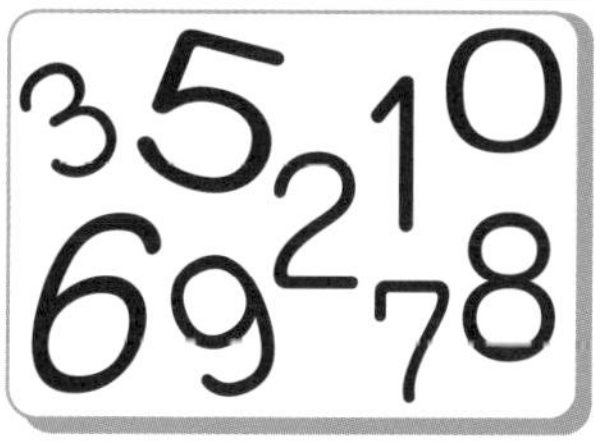 × 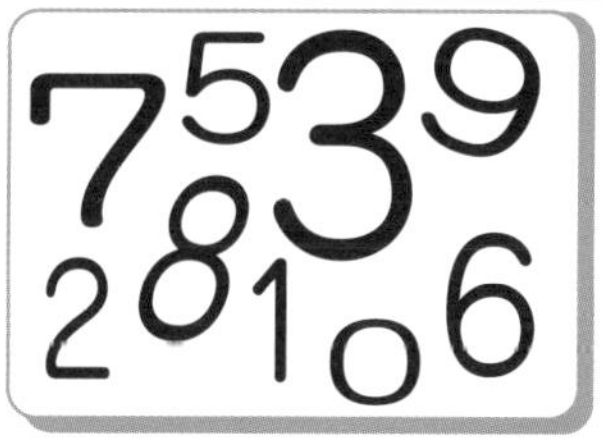 ÷ 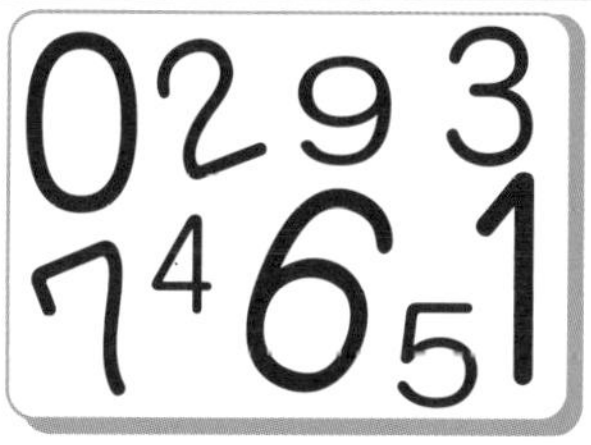 ＝ □

解答 問1 3+4+0=7　問2 7−3+5=9　問3 2+5−3=4　問4 6×6−6=30　問5 8÷4−1=1　問6 7÷1×9=63　問7 4×4÷8=2

各問1分で解きましょう。

正答数　／8問

16日目　買い物暗算ドリル③

実施日　月　日

❶～❽は、買い物をしたときを想定した問題です。それぞれの問題について、代金の合計やおつりの金額、支払う金額を答えてください。計算は、暗算で行うようにしましょう。なお、価格は税込みです。

ポイント! 金額を、必要に応じて足したり引いたりします。計算途中の金額を一時的に覚えておく必要があるため、短期記憶力を強化できます。

❶ ブリの切り身240円とオレンジジュース71円とケーキ398円と鶏肉380円を買いました。代金合計は？　［　　］円

❷ ホウレンソウ178円とナメコ92円とイチジク431円と唐揚げ弁当378円を買いました。代金合計は？　［　　］円

❸ ドレッシング160円とサトイモ322円とトマト105円と絹ごし豆腐83円で代金合計は？　［　　］円

❹ 歯ブラシ203円と絆創膏(ばんそうこう)537円と除湿剤149円と洗顔フォーム203円で代金合計は？　［　　］円

❺ のど飴257円とボトルコーヒー95円と不織布マスク537円と洗濯用ハンガー500円を買いました。2,000円払ったらおつりはいくらもらえますか？　［　　］円

❻ チョコレート298円とボールペン170円とステーキ肉963円とエノキダケ95円を買いました。2,000円払ったらおつりはいくらもらえますか？　［　　］円

❼ ニラ88円と刺し身540円とクリームパン108円とゴボウ168円を買いました。1,000円払ったらおつりはいくら？　［　　］円

❽ バター168円とクリームコロッケ128円と豚ロース肉594円とバスマット500円を買いました。おつりを50円もらうにはいくら払えばいい？　［　　］円

解答　❶1089円　❷1079円　❸670円　❹1092円　❺611円　❻474円　❼96円　❽1440円

17日目 イラスト間違い探し②

各問1分で解きましょう。

正答数 ／6問

実施日 月 日

下のイラストを各１分よく見て、できるだけ多くの情報を記憶してください。記憶し終わったら、裏㌻の問題に進み、異なっているところを３つ探しましょう。問1、問2は別々に解いてください。

ポイント! 「正」のイラストを一時的に記憶した後、「誤」のイラストを見ます。難しい場合は表裏で「正」と「誤」のイラストを見比べてもOKです。

問1 下のイラストを１分で覚えたら、次の㌻に進んでください。

正のイラスト

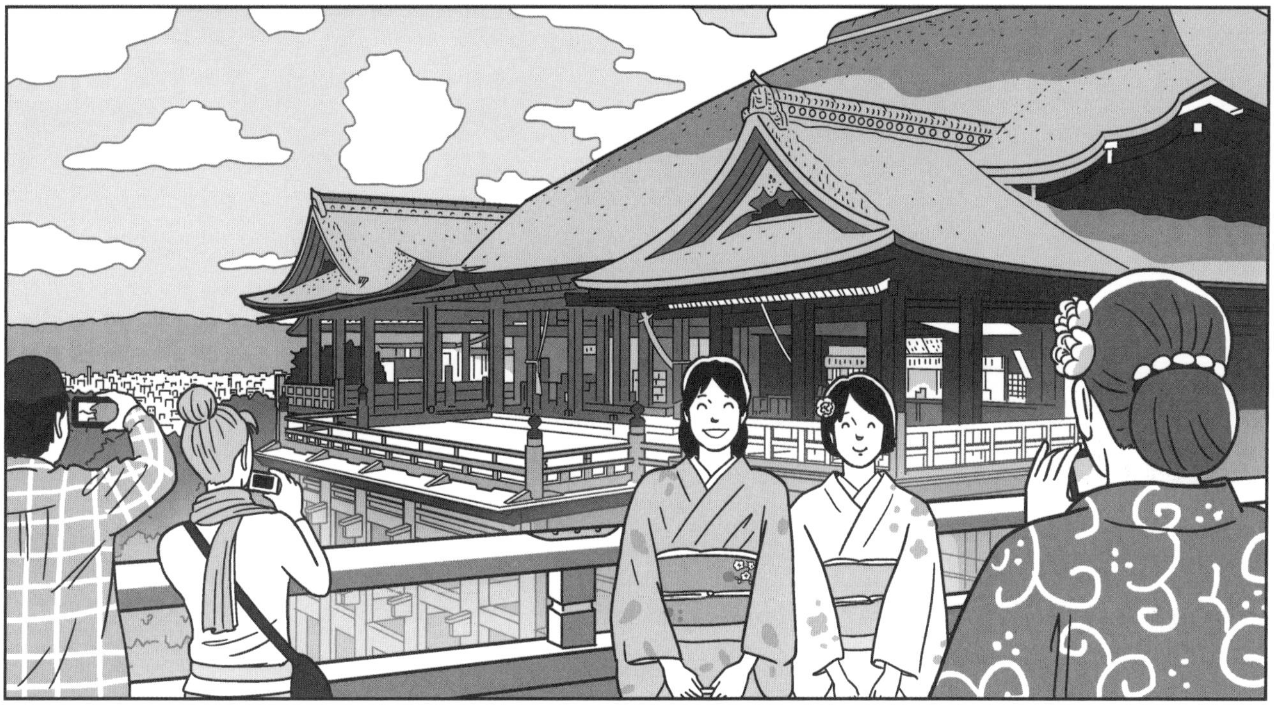

問2 下のイラストを１分で覚えたら、次の㌻に進んでください。

正のイラスト

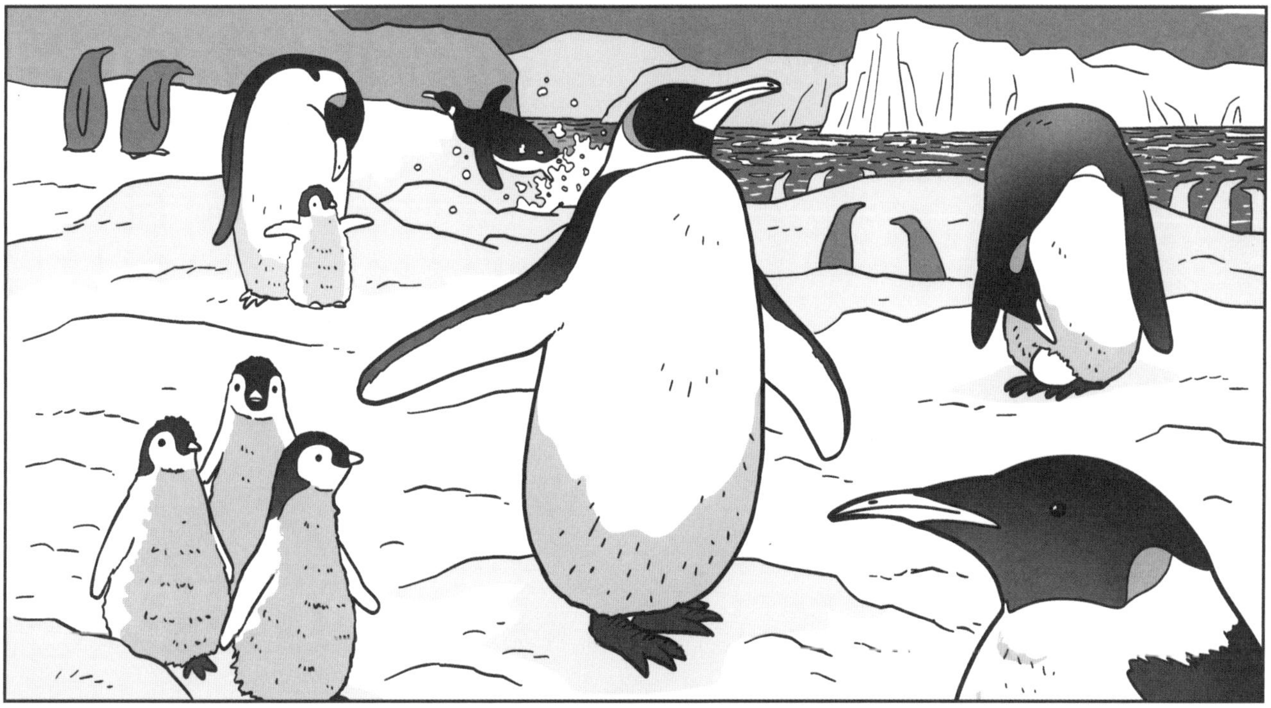

問1 前のページのイラストを思い出しながら、
異なる場所を3つ探して○で囲みましょう。

誤のイラスト

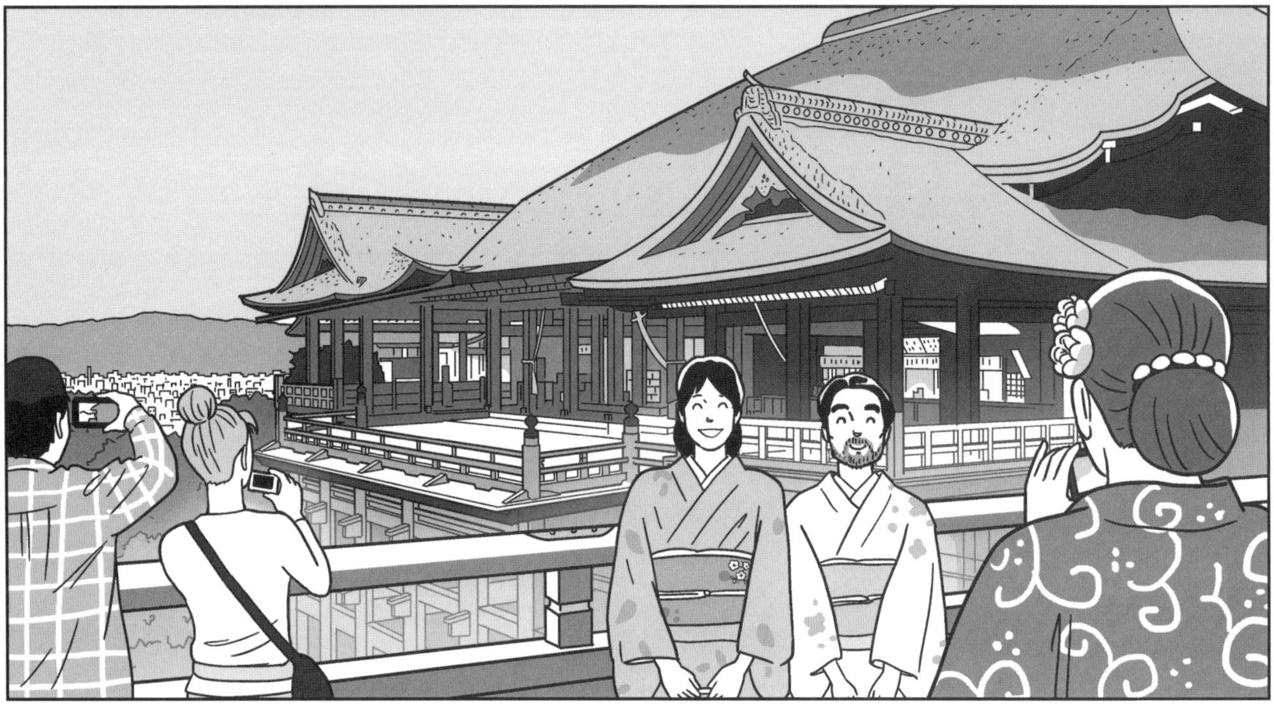

問2 前のページのイラストを思い出しながら、
異なる場所を3つ探して○で囲みましょう。

誤のイラスト

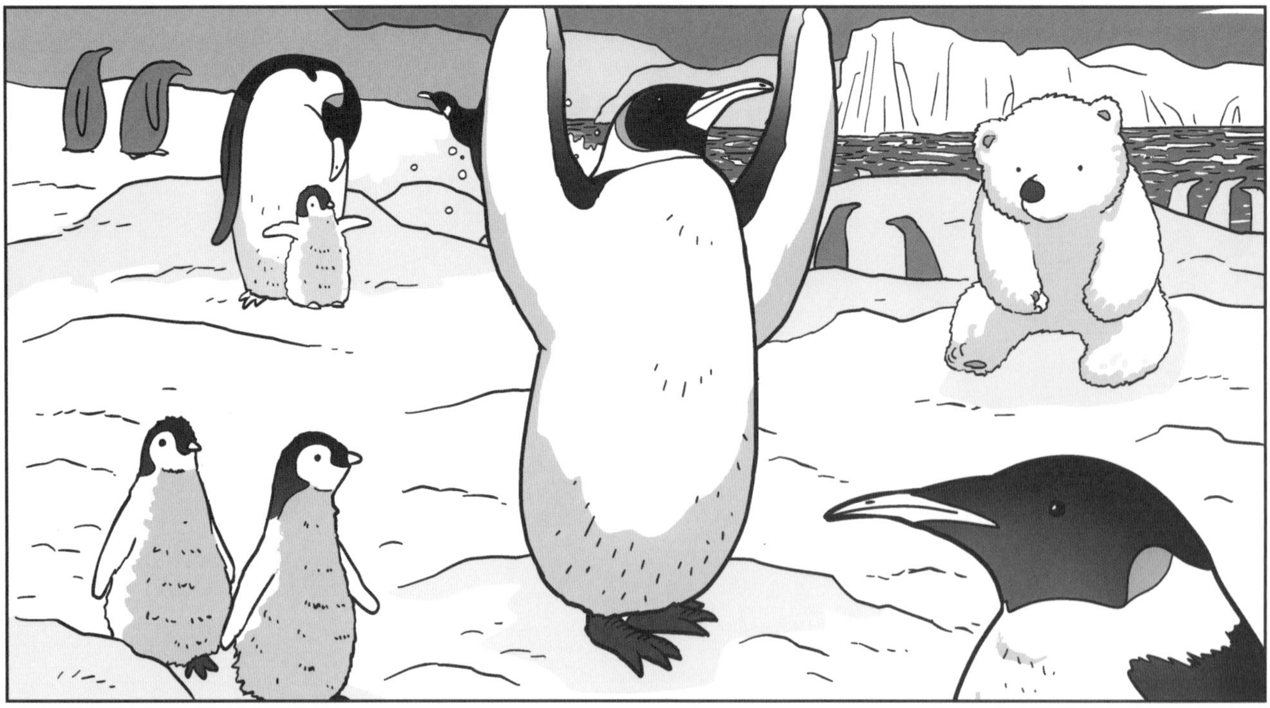

解答は71ページ

18日目 ニュースクイズ②

1分で覚えましょう。

正答数 ／6問

架空の住宅街で起こった事件のニュースを約１分で音読し、情報をできるだけ多く記憶してください。音読が終わったら、裏の㌻の問題に進み、各問の正しい情報に○をつけてください。

実施日

月　日

ポイント！ 音読で読み上げた大事な情報を、自分でしっかり押さえて覚えておき、必要に応じて思い出す、短期記憶力強化のトレーニングです。

●下のニュースを約１分で音読したら、次の㌻の問題に答えてください。

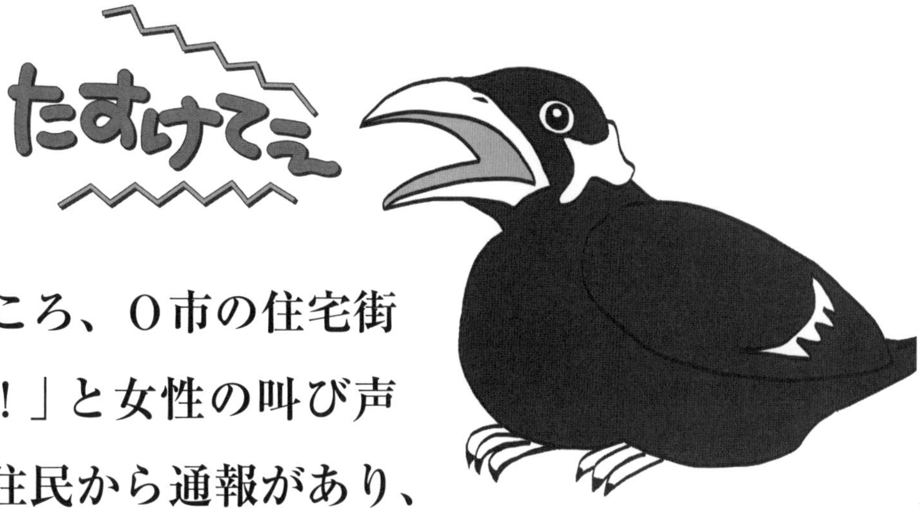

21日の午前７時ころ、Ｏ市の住宅街から「誰か助けて！」と女性の叫び声が聞こえたと近隣住民から通報があり、警察官２名が現場に駆けつけました。叫び声が聞こえた住宅では１人の男性が庭作業をしており警察官が事情を尋ねると、男性はうろたえることなく対応。「彼女を連れてくる」と家の中に入り男性が連れてきたのは、九官鳥のキヨミさん（10歳）と判明しました。

男性は調べに対して「昨晩、ホラー映画をキヨミさんと一緒に見ていたところ悲鳴を覚えてしまった」と供述。キヨミさんの鳴き声を耳にした住民が「事件ではないか」と勘違いして警察に通報したようです。男性は通報した住民の誤解を解くためにキヨミさんとともに訪問して謝罪。住民は「誰もケガしていなくてよかった」と胸をなで下ろしていたとのことです。

●前のﾍﾟｰｼﾞのニュースの内容を思い出しながら
各問の正解を◯で囲みましょう。

❶ 事件があったのは午前何時ころでしょう?

（7時・8時・9時）

❷ 現場に駆けつけた警察官は何人だったでしょう?

（1人・2人・3人）

❸ 警察官が現場に駆けつけたとき男性は
何をしていたでしょう?

（体操をしていた・ゴミをまとめていた・
庭作業をしていた）

❹ 男性が連れてきたキヨミさんの正体はどれでしょう?

（セキセイインコ・九官鳥・オウム）

❺ 男性がキヨミさんと見ていた映画はどれでしょう?

（ホラー・サスペンス・アクション）

❻ 誤解が解けたときの住民の反応はどれでしょう?

（ビックリしていた・怒っていた・
胸をなで下ろしていた）

解答 ❶7時 ❷2人 ❸庭作業をしていた
❹九官鳥 ❺ホラー ❻胸をなで下ろしていた

19日目

地図読みクイズ③

1分で覚えましょう。

正答数　/6問

実施日　月　日

下の地図を１分よく見て、現在地や建物などできるだけ多くの情報を記憶してください。記憶し終わったら、裏ページの問題に進み、各問の正しい情報に○をつけましょう。

ポイント! 現在地や、建物の位置関係を覚えておかないと問題を解くことができません。地図を一枚の絵として視覚的に記憶するのがコツです。

●下の地図を１分で覚えたら、次のページの問題に答えてください。

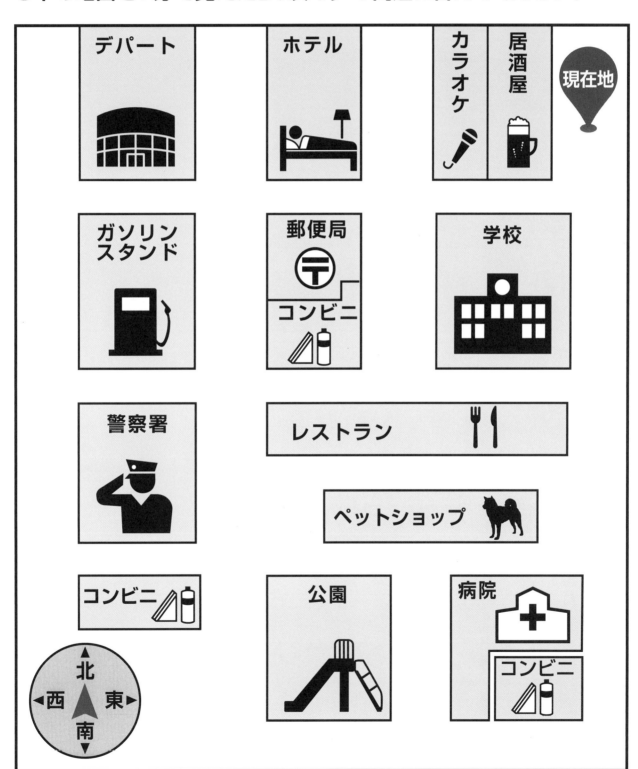

●前のページの地図を思い出しながら各問の正解を○で囲みましょう。

❶ 現在地のすぐ西側には何があったでしょう？

（居酒屋・公園・警察署）

❷ 現在地から南へ直進し、突き当たりまで歩いたとき通らなかった建物はどれでしょう？

（学校・病院・デパート）

❸ 現在地から公園まではまっすぐ1本道でいけるでしょうか？

（行ける・行けない）

❹ コンビニは何店舗あったでしょう？

（1店舗・2店舗・3店舗）

❺ 地図にあった建物はどれでしょう？

（携帯ショップ・ペットショップ・生花店）

❻ 次のうち間違っている情報はどれでしょう？

（図書館がない・病院の近くにコンビニがある・カラオケの向かいの建物は警察署）

解答 ❶居酒屋 ❷デパート ❸行けない ❹3店舗
❺ペットショップ ❻カラオケの向かいの建物は警察署

20日目 ひらがな計算③

各問1分で解きましょう。

正答数 ／16問

ひらがなで書かれた❶～⑯までの計算式を、頭の中で数字と＋・－の計算記号に置き換えて解答を導き出してください。数字は１ケタか２ケタです。メモをしないで、暗算で計算していきましょう。

実施日 月 日

ポイント! 計算の途中で出た数字を頭の中にしっかり保持しながら、問題を読み進めていくことが、短期記憶の訓練にピッタリです。

❶ さんたすにひくよんたすいちたすご＝

❷ きゅうひくさんひくごたすにたすよん＝

❸ にたすはちひくさんひくいちひくよん＝

❹ ろくたすごひくさんひくよんたすろく＝

❺ はちたすななたすろくひくよんたすご＝

❻ よんたすいちたすさんひくごたすろくひくに＝

❼ はちひくさんひくにたすろくひくよんたすいち＝

❽ ろくひくさんたすななひくよんたすろくひくに＝

❾ ごたすさんたすよんたすにひくごたすろく＝

❿ きゅうひくにたすはちひくさんたすきゅうひくよん＝

⓫ じゅうたすにひくななたすじゅうご＝

⓬ はちたすにたすじゅうさんたすじゅうに＝

⓭ さんじゅうよんひくじゅうよんひくさんたすなな＝

⓮ じゅうきゅうひくななたすじゅうさんひくはち＝

⓯ ななたすじゅうよんひくはちたすじゅうはち＝

⓰ にじゅうななひくじゅうななたすじゅうひくじゅうご＝

解答 ❶7 ❷7 ❸2 ❹10 ❺22 ❻7 ❼6 ❽10 ❾15 ❿17 ⓫20 ⓬35 ⓭24 ⓮17 ⓯31 ⓰5

各問1分で解きましょう。

20日目 硬貨カウントクイズ③

正答数 ／12問

実施日　　月　　日

各問に、2つの金額が示されています。最も少ない枚数の硬貨でそれぞれの金額を支払うとき、硬貨の枚数がより少ないのはどちらの金額かを頭の中で考え、解答欄に答えの金額を書いてください。

ポイント! 左側の金額は硬貨が何枚必要かを数えてから、右側の枚数を数えます。両者の枚数を覚えておかないと、比較ができなくなります。

問1 53円と85円
硬貨は［　　　］円が少ない

問2 720円と370円
硬貨は［　　　］円が少ない

問3 230円と365円
硬貨は［　　　］円が少ない

問4 705円と250円
硬貨は［　　　］円が少ない

問5 840円と630円
硬貨は［　　　］円が少ない

問6 190円と440円
硬貨は［　　　］円が少ない

問7 143円と186円
硬貨は［　　　］円が少ない

問8 495円と845円
硬貨は［　　　］円が少ない

問9 195円と950円
硬貨は［　　　］円が少ない

問10 352円と825円
硬貨は［　　　］円が少ない

問11 256円と231円
硬貨は［　　　］円が少ない

問12 782円と958円
硬貨は［　　　］円が少ない

解答　問1 53円　問2 720円　問3 230円　問4 250円　問5 630円　問6 190円　問7 186円　問8 845円　問9 950円　問10 352円　問11 256円　問12 782円

21日目

短期記憶力チェックテスト……❷

実施日

月　　日

9日間のトレーニングお疲れ様でした。ここでは、あなたの短期記憶力がどれだけ強化できたかを試すチェックテストを行います。❶❷❸の手順に沿って問題を解き、短期記憶ドリルの成果を試しましょう。

❶ 下のイラストを1分よく見て覚えたら、次のページの問題に答えてください。

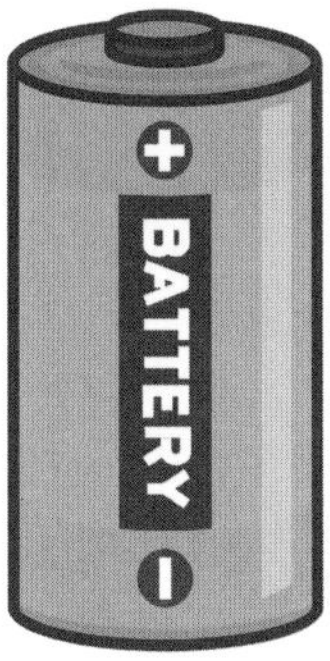

電池

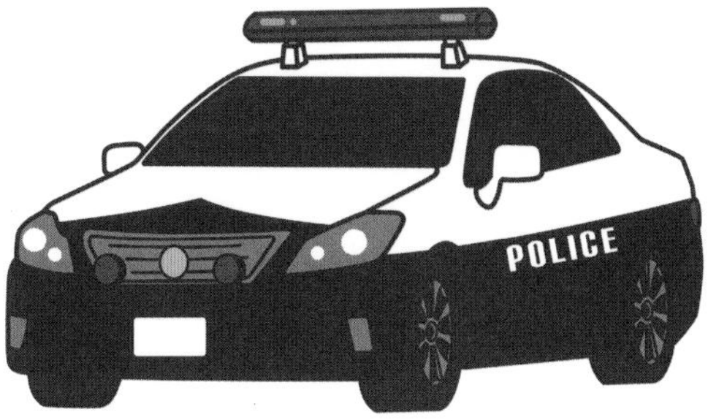

パトカー

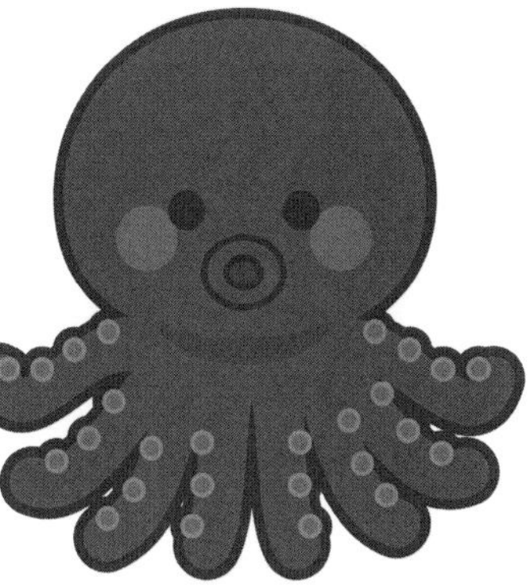
タコ

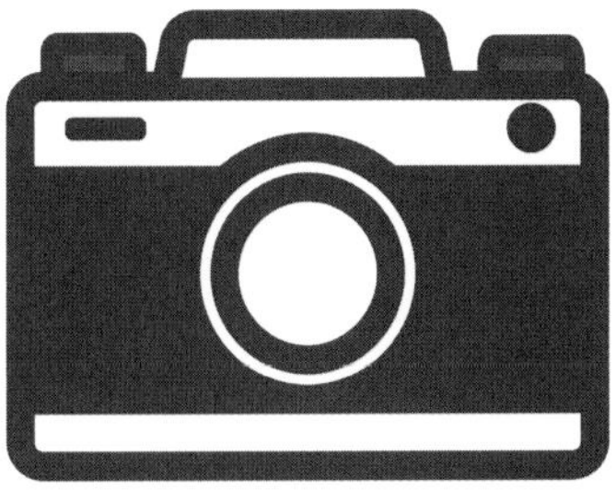
カメラ

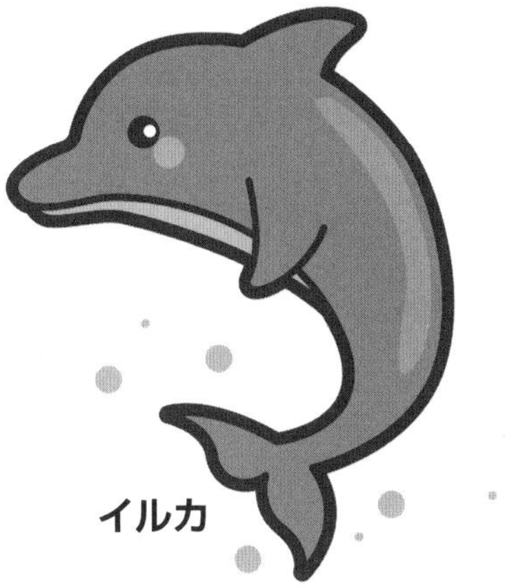
イルカ

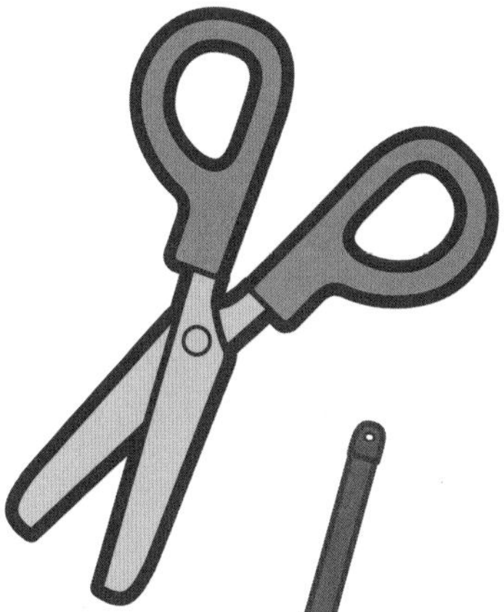
ハサミ

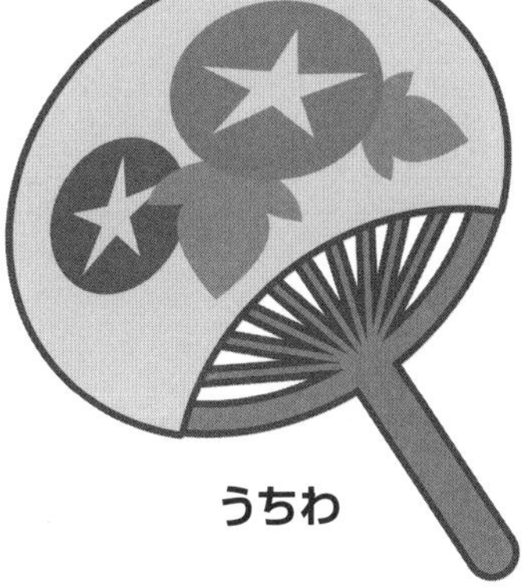
うちわ

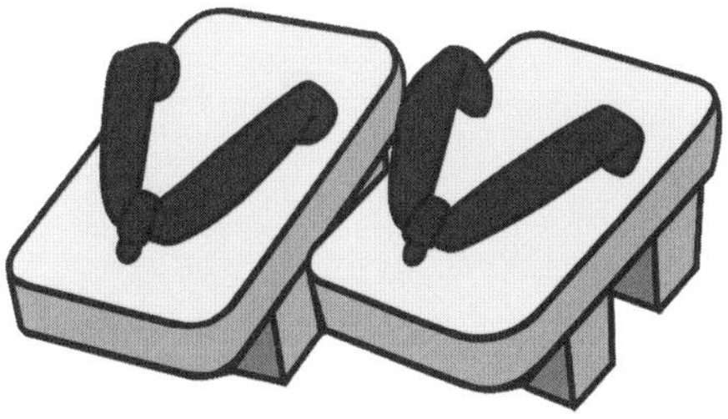
下駄

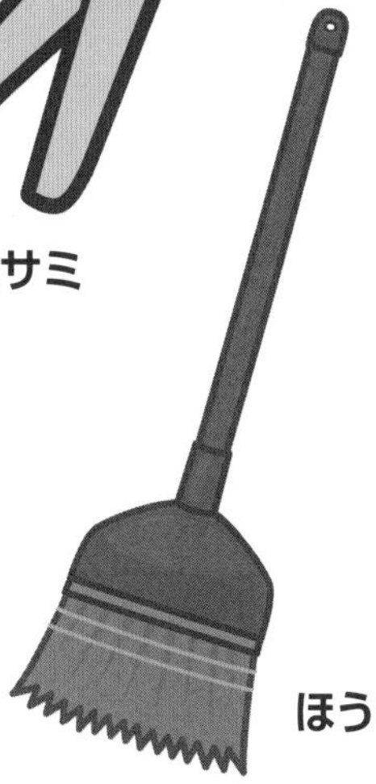
ほうき

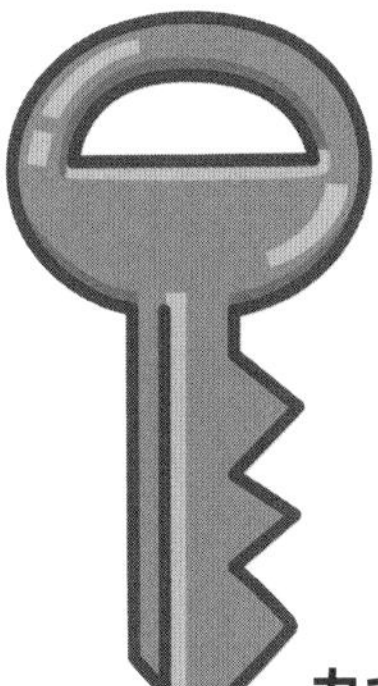
カギ

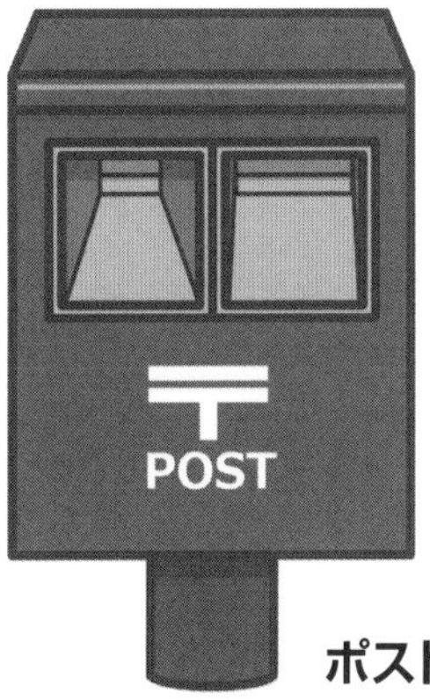

ポスト

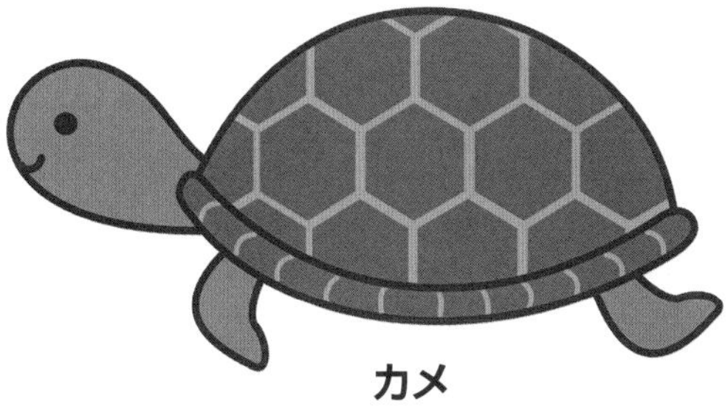
カメ

❷ 簡単な計算問題と漢字の読み書きです。できるだけ早く1分以内にすべての問題に答えましょう。この問題の解答は下部にありますが、答え合わせは❸の問題を済ませてから行ってください。

1 きって ▶ ☐	5 30÷6 ▶ ☐	9 16÷4 ▶ ☐
2 21×0 ▶ ☐	6 こくご ▶ ☐	10 根 性 ▶ ☐
3 更 新 ▶ ☐	7 注 文 ▶ ☐	11 よ び ▶ ☐
4 ねつい ▶ ☐	8 8 − 5 ▶ ☐	12 8 ＋ 6 ▶ ☐

❸ ❶で覚えた12個のイラストを思い出してその名前を書いてください。制限時間は3分です（解答は順不同で可）。

書き終えたら前ページのイラストを見て答え合わせをしましょう。
❸で正解した個数であなたの短期記憶力をチェックします。

1～4個 ▶ 頑張りましょう！

5～10個 ▶ 順調に成果が出ています

11～12個 ▶ すばらしい！

正答数
／12問

解答 ❶切手 ❷0 ❸こうしん ❹熱意 ❺5 ❻国語 ❼ちゅうもん ❽3 ❾4 ❿こんじょう ⓫予備 ⓬14

22日目 イラスト記憶クイズ②

1分で覚えましょう。

正答数 ／6問

下のイラストを１分よく見て、できるだけ多くの情報を記憶してください。記憶し終わったら、裏ページの問題に進み、各問の正しい情報に○をつけましょう。

実施日

月　日

ポイント! いろいろな観点から記憶したイラストの情報を、問題の条件に合わせて思い出す「短期記憶→想起」のトレーニングです。

●下のイラストを１分で覚えたら、次のページの問題に答えてください。

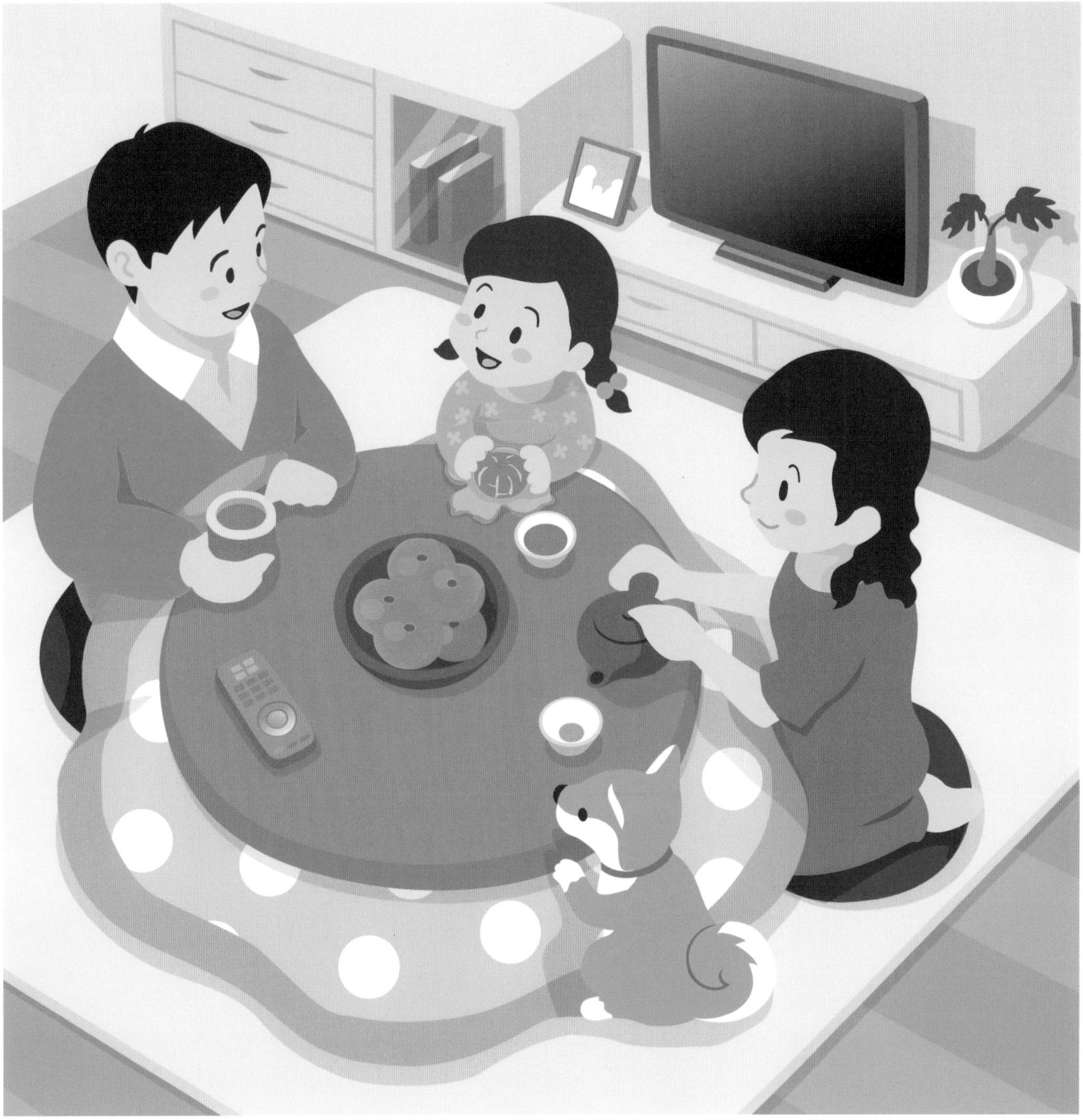

●前の㌻のイラストを思い出しながら各問の正解を○で囲みましょう。

❶ 部屋にいたペットはどれでしょう？

（いぬ・ねこ・うさぎ）

❷ こたつの上になかったものはどれでしょう？

（リモコン・ミカン・ポット）

❸ こちらから見て
テレビの左横にあったものはどれでしょう？

（観葉植物・写真立て・ぬいぐるみ）

❹ こたつの柄はどれでしょう？

（水玉柄・チェック柄・星柄）

❺ お母さんが手に持っていたものはどれでしょう？

（湯のみ・ミカン・急須）

❻ お父さんが湯のみを持っている手はどちらでしょう？

（左手・右手）

解答 ❶いぬ ❷ポット ❸写真立て ❹水玉柄 ❺急須 ❻右手

23日目 ロープライス計算③

各問1分で解きましょう。

正答数 ／14問

各問には、アとイの2種類の値引きが表示されています。アとイのうち、値段の安いほうの記号を解答欄に記入してください。パッと見てわかるものは計算しなくてもいいでしょう。

実施日　月　日

ポイント! アならいくらか、イならいくらかをまず計算し、それぞれの金額を覚えて頭の中で比較する短期記憶力のトレーニングです。

	ア	イ	答え
❶	910円の 50円引き	950円の 80円引き	
❷	670円の 280円引き	810円の 400円引き	
❸	1600円の 780円引き	1250円の 400円引き	
❹	3200円の 630円引き	3450円の 900円引き	
❺	7400円の 830円引き	7350円の 650円引き	
❻	580円の 2割引き	820円の 390円引き	
❼	840円の 3割引き	930円の 370円引き	
❽	2550円の 3割引き	2260円の 500円引き	
❾	4650円の 4割引き	3100円の 450円引き	
❿	440円の 2割引き	540円の 3割引き	
⓫	1590円の 2割引き	2100円の 4割引き	
⓬	4800円の 3割引き	3750円の 1割引き	
⓭	1950円の 20%引き	2150円の 30%引き	
⓮	6300円の 20%引き	5800円の 15%引き	

解答　❶ア ❽イ　❷ア ❾イ　❸ア ❿ア　❹イ ⓫イ　❺ア ⓬ア　❻イ ⓭イ　❼イ ⓮イ

各問1分で解きましょう。

正答数 ／16問

23日目 ピタリ100計算③

実施日 月 日

❶～⓰で示されている4つの数字のうち、３つの数字を足すとぴったり100になる組み合わせがあります。この組み合わせに当てはまらない数字が何かを答えてください。できるだけ早く答えましょう。

ポイント! 3つの数字の足し算を頭の中で何通りも行い、その結果を覚えておくことが、短期記憶のトレーニングになり正解にも近づきます。

❶ ［　　］

11	25
64	54

❷ ［　　］

15	52
35	33

❸ ［　　］

14	26
28	58

❹ ［　　］

8	12
3	85

❺ ［　　］

55	38
16	7

❻ ［　　］

31	29
40	49

❼ ［　　］

18	27
2	71

❽ ［　　］

35	53
48	17

❾ ［　　］

24	46
32	30

❿ ［　　］

19	65
16	13

⓫ ［　　］

45	20
54	26

⓬ ［　　］

37	47
42	21

⓭ ［　　］

43	16
36	41

⓮ ［　　］

52	4
44	27

⓯ ［　　］

18	22
12	66

⓰ ［　　］

23	28
39	38

解答 ❶54 ❷35 ❸26 ❹8 ❺16 ❻49 ❼18 ❽53 ❾32 ❿13 ⓫45 ⓬47 ⓭36 ⓮27 ⓯18 ⓰28

24日目 おしゃべりイラストクイズ

1分で覚えましょう。

正答数 ／6問

９人が自分の好きな四字熟語を発言しています。誰がどんな四字熟語をいっているかを１分で記憶してください。記憶し終わったら、裏ﾍﾟｰｼﾞの問題に進み各問に答えましょう。

実施日

月　　日

ポイント! 「誰が何をいったか」人物の髪型や服装とセットで覚えていきます。これが解けたら、あなたは立派な「短期記憶名人」です。

●イラストと四字熟語を１分で覚えたら、次のﾍﾟｰｼﾞの問題に答えてください。

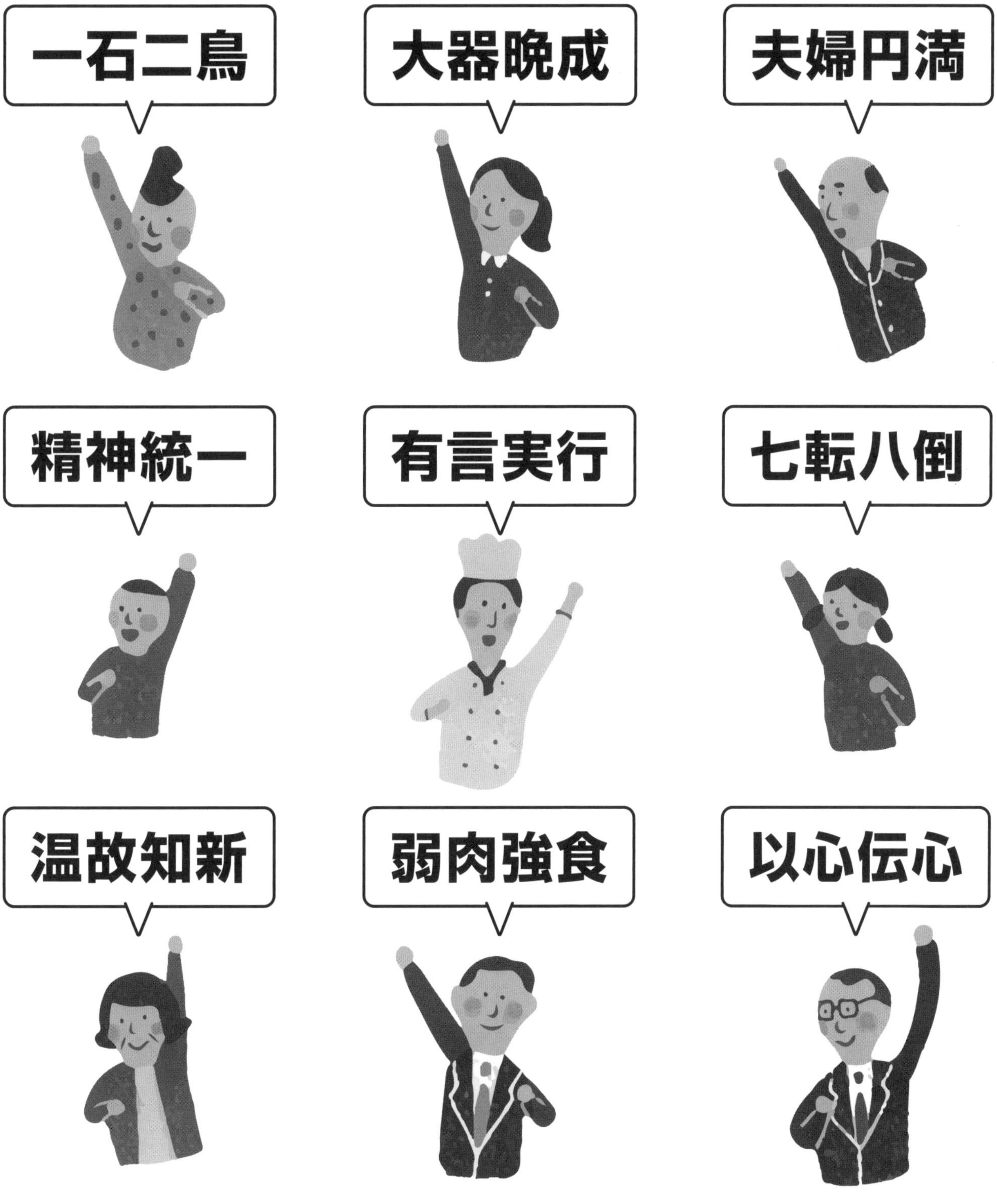

●❶～❻に入るイラストまたは四字熟語を㋑～㋬で答えましょう。

一石二鳥

❷ 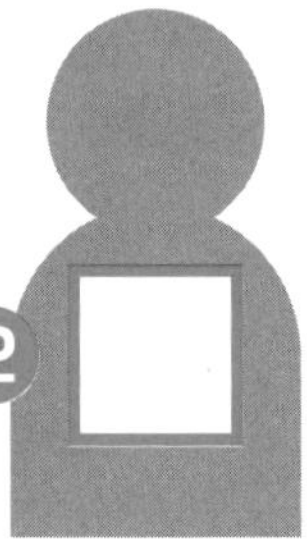

❶ □

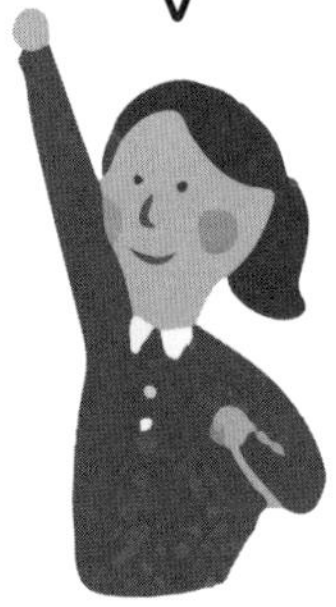

夫婦円満

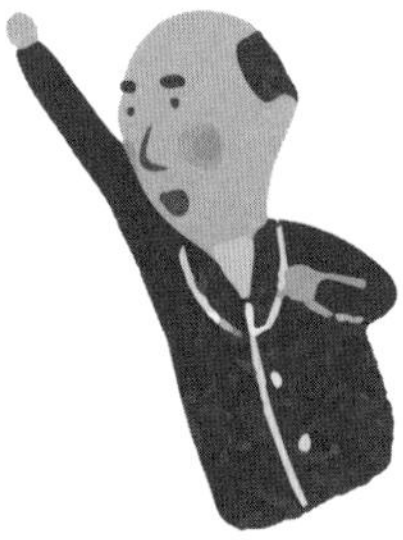

❸ □

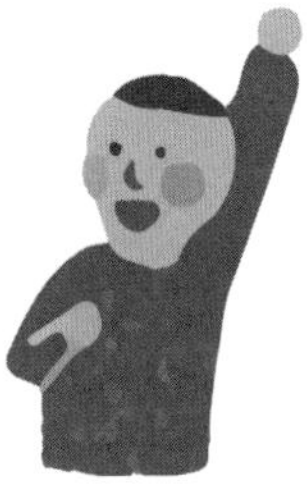

❹ □

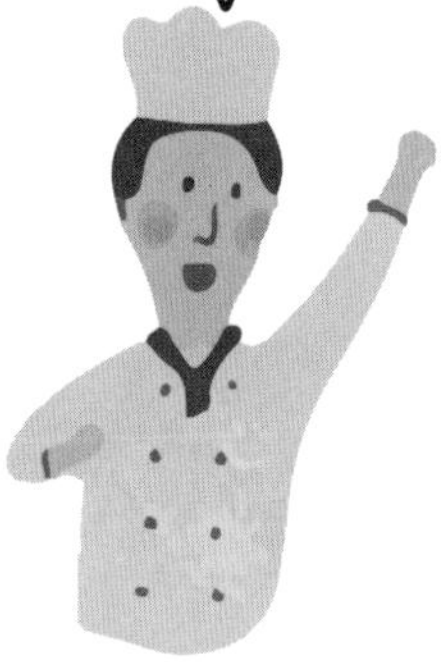

七転八倒

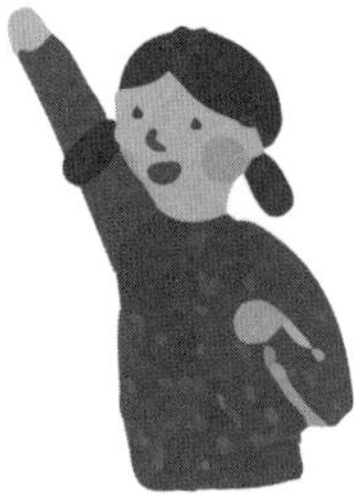

温故知新

❺ 

弱肉強食

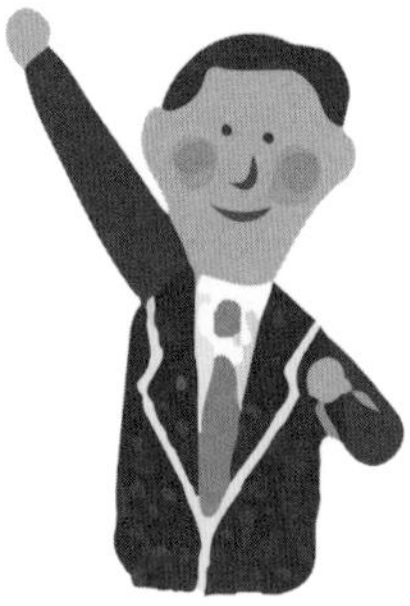

以心伝心

❻ 

右から選びましょう

㋑ 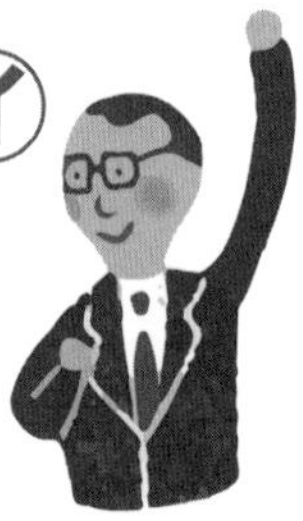

㋺ 精神統一

㋩ 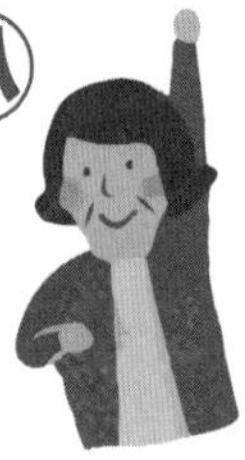

㋥ 大器晩成

㋭ 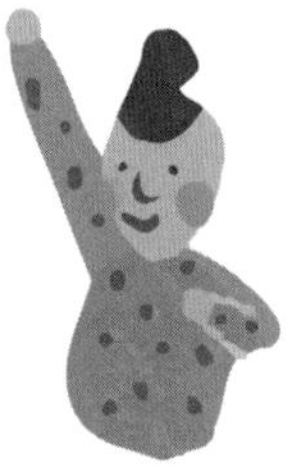

㋬ 有言実行

解答 ❶㋥ ❷㋭ ❸㋺ ❹㋬ ❺㋩ ❻㋑

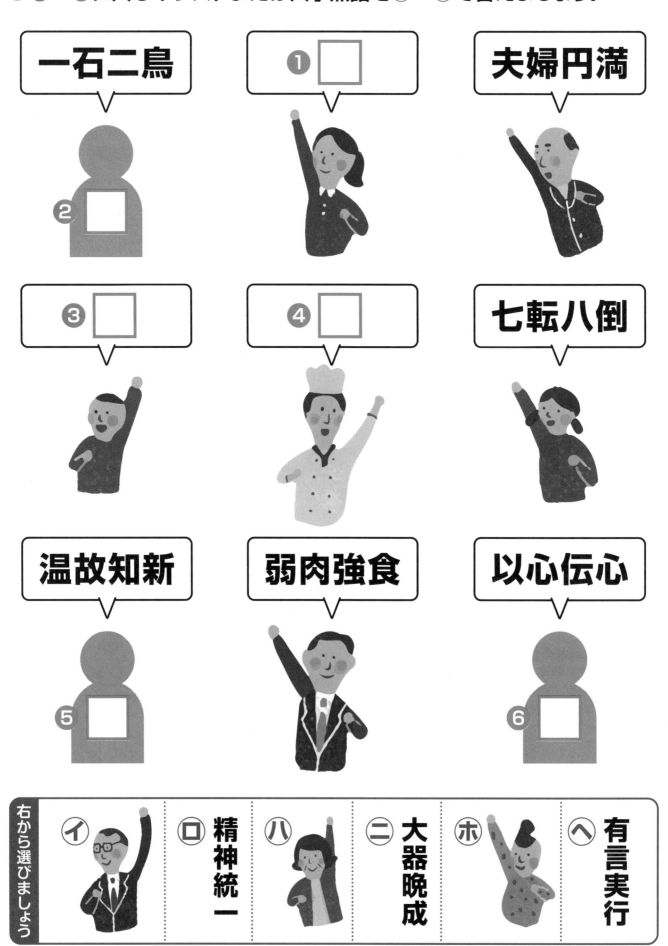

25日目 ないもの計算④

各問1分で解きましょう。

正答数 ／7問

3つのボードからなる計算式があります。各ボードには0～9の数字で1つだけ足りないものがあり、その数字で計算式を作って答えましょう。足りない数字をメモせず、各問を見るだけで解答します。

実施日　　月　　日

ポイント! ボードにない数字を一時的に3つ記憶しておき、その3つの数字を頭の中で思い出しながら解く計算問題。短期記憶の強化になります。

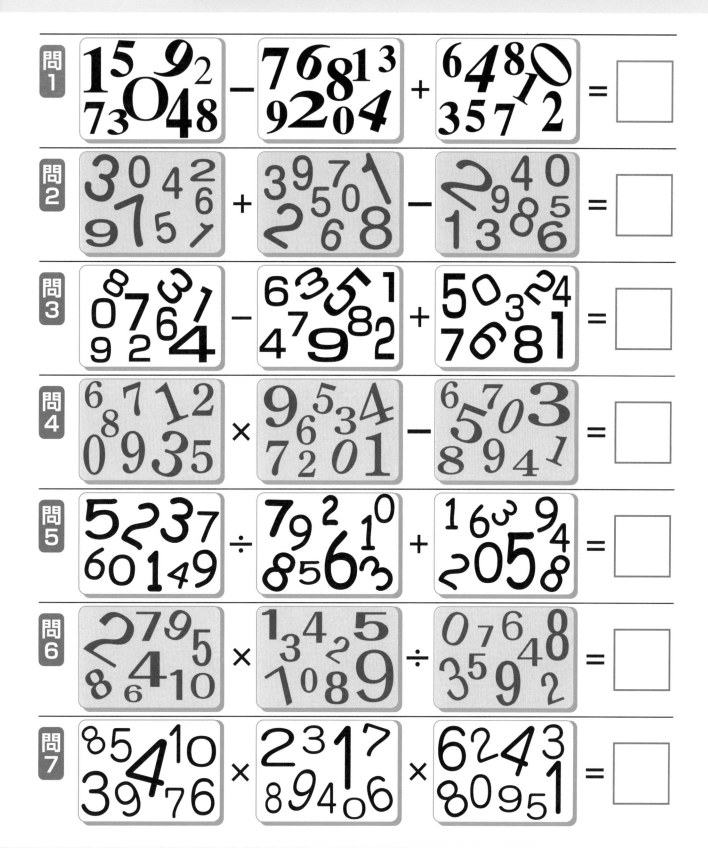

問1 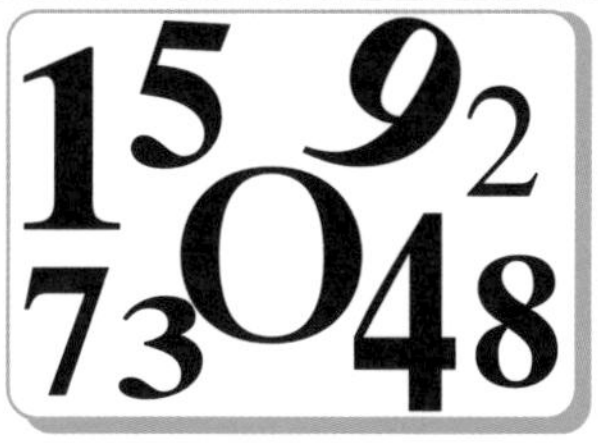 −  ＋ 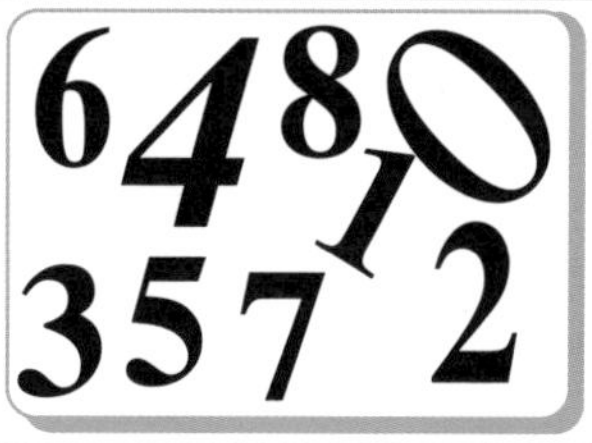 ＝ □

問2  ＋ 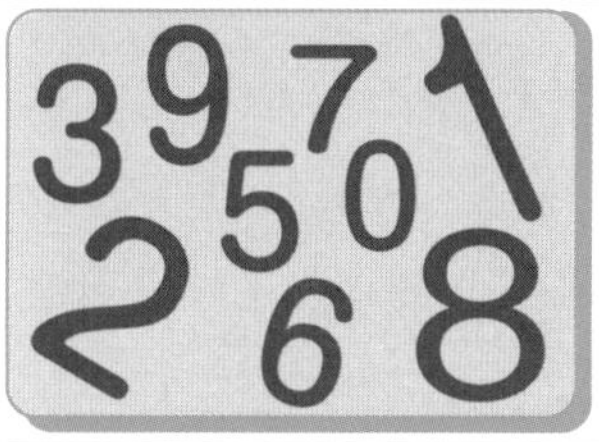 − 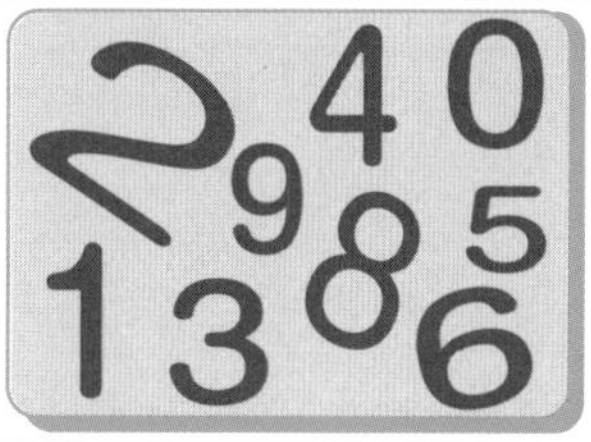 ＝ □

問3 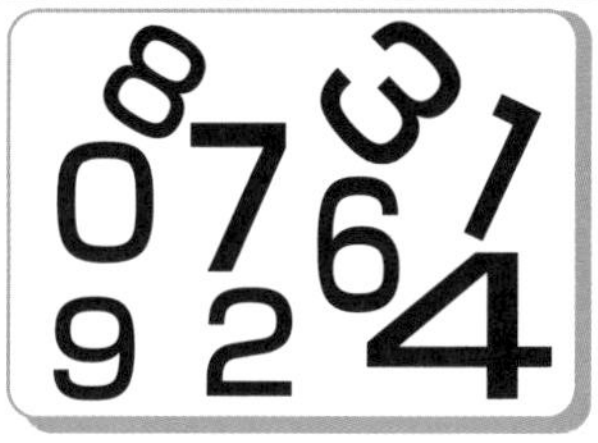 − 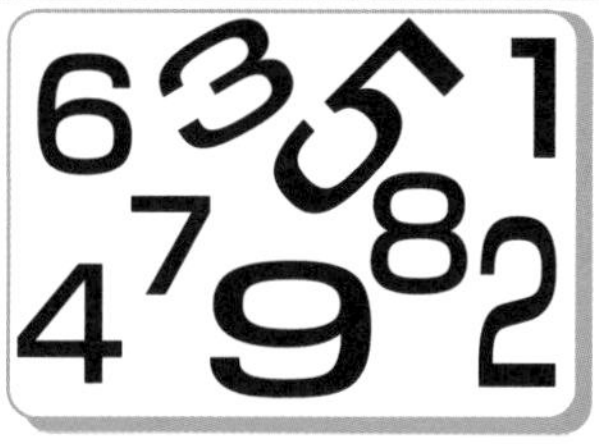 ＋  ＝ □

問4 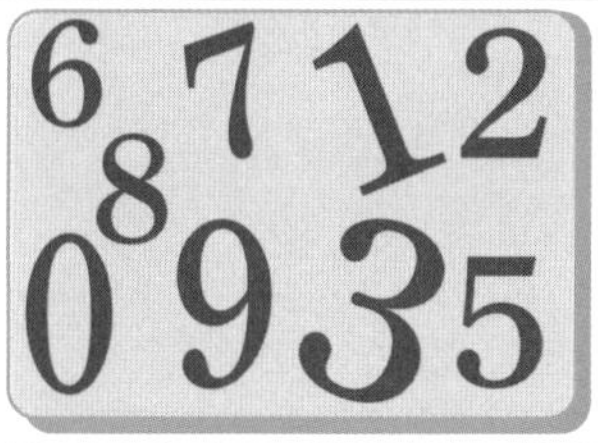 × 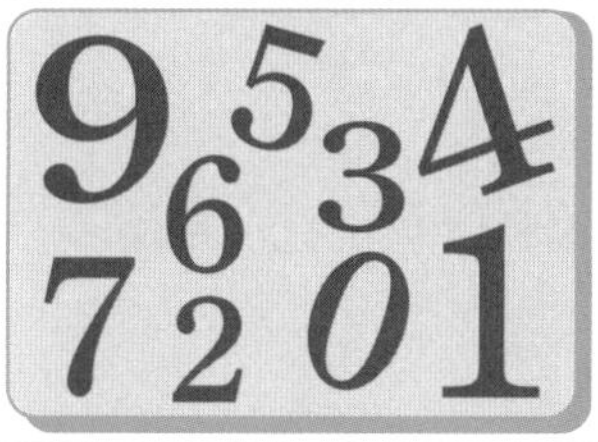 − 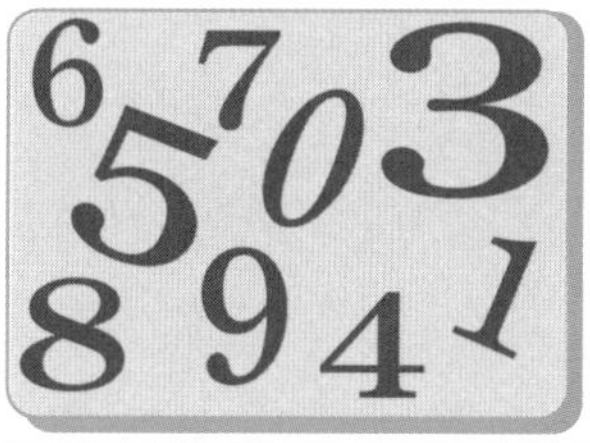 ＝ □

問5 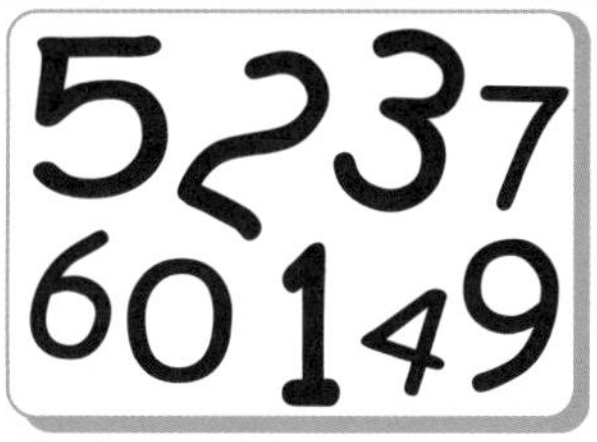 ÷ 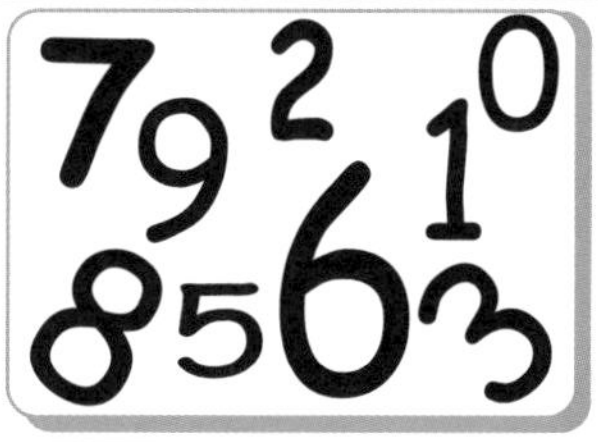 ＋  ＝ □

問6 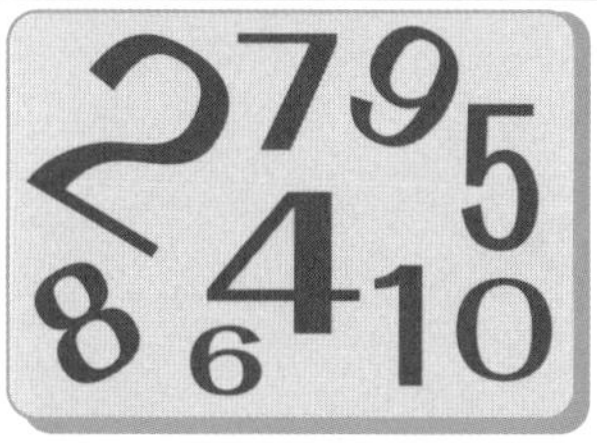 × 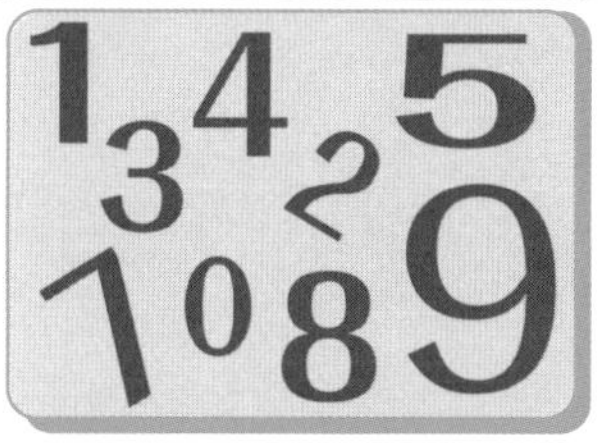 ÷ 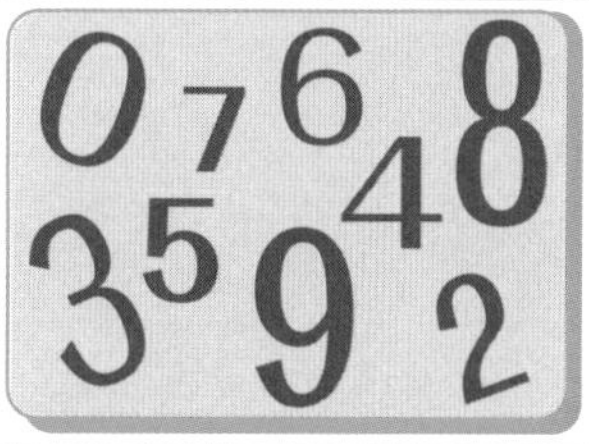 ＝ □

問7  × 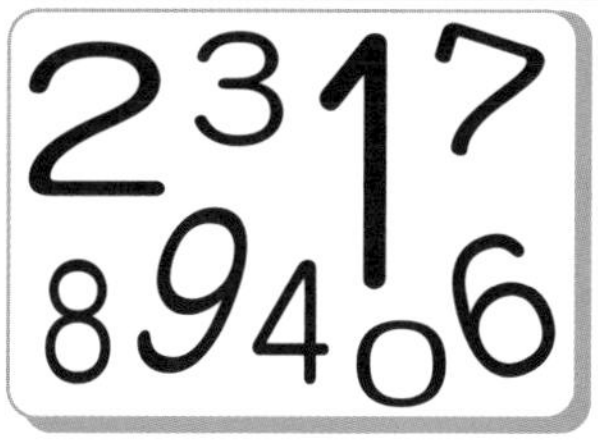 ×  ＝ □

解答　問1 6−5+9=10　問2 8+4−7=5　問3 5−0+9=14　問4 4×8−2=30　問5 8÷4+7=9　問6 3×6÷1=18　問7 2×5×7=70

各問1分で解きましょう。

25日目 買い物暗算ドリル④

正答数 ／8問

❶～❽は、買い物をしたときを想定した問題です。それぞれの問題について、代金の合計やおつりの金額、支払う金額を答えてください。計算は、暗算で行うようにしましょう。なお、価格は税込みです。

実施日 月　日

ポイント! 金額を、必要に応じて足したり引いたりします。計算途中の金額を一時的に覚えておく必要があるため、短期記憶力を強化できます。

❶ オリーブ油721円と焼きそば255円とエクレア267円とめんつゆ321円を買いました。代金合計は？ 　　円

❷ どら焼き62円とはんぺん149円と入浴剤615円と野菜ジュース138円を買いました。代金合計は？ 　　円

❸ 焼き豚127円とエリンギ105円と串カツ537円と冷凍シューマイ138円で代金合計は？ 　　円

❹ グラタン105円とイカの唐揚げ276円とコマツナ105円とパンスト432円で代金合計は？ 　　円

❺ 小麦粉170円とグレープフルーツ95円と柔軟剤880円と歯磨き剤158円を買いました。1,500円払ったらおつりはいくらもらえますか？ 　　円

❻ ケチャップ170円とグラタン105円とハンドソープ267円と小麦粉105円を買いました。1,000円払ったらおつりはいくらもらえますか？ 　　円

❼ 蒸しダコ197円と菓子パン87円とキムチ170円とハンバーグ弁当421円を買いました。1,000円払ったらおつりはいくら？ 　　円

❽ ジャガイモ82円と筋子498円と油揚げ149円とハチミツ736円を買いました。おつりを40円もらうにはいくら払えばいい？ 　　円

解答 ❶1564円 ❷964円 ❸907円 ❹918円 ❺197円 ❻353円 ❼125円 ❽1505円

26日目 イラスト間違い探し③

各問1分で解きましょう。

正答数 ／6問

実施日 月 日

下のイラストを各１分よく見て、できるだけ多くの情報を記憶してください。記憶し終わったら、裏ページの問題に進み、異なっているところを３つ探しましょう。問1、問2は別々に解いてください。

ポイント！ 「正」のイラストを一時的に記憶した後、「誤」のイラストを見ます。難しい場合は表裏で「正」と「誤」のイラストを見比べてもOKです。

問1 下のイラストを１分で覚えたら、次のページに進んでください。

正のイラスト

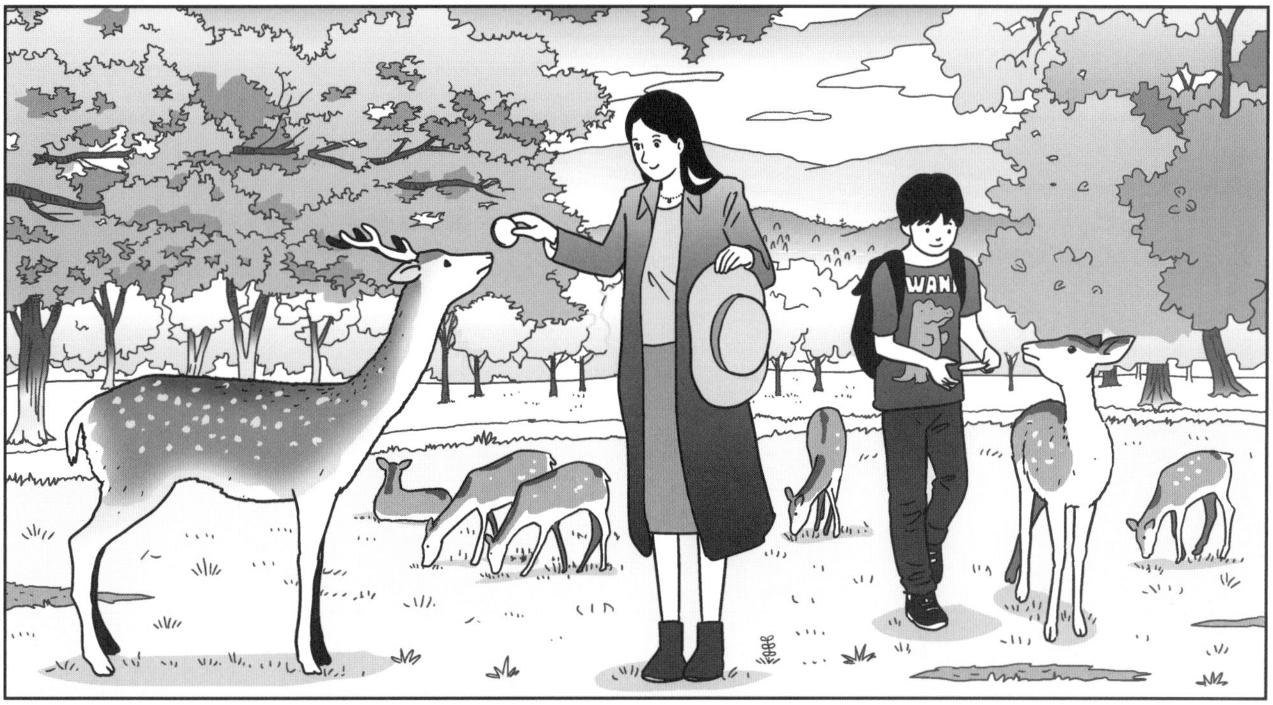

問2 下のイラストを１分で覚えたら、次のページに進んでください。

正のイラスト

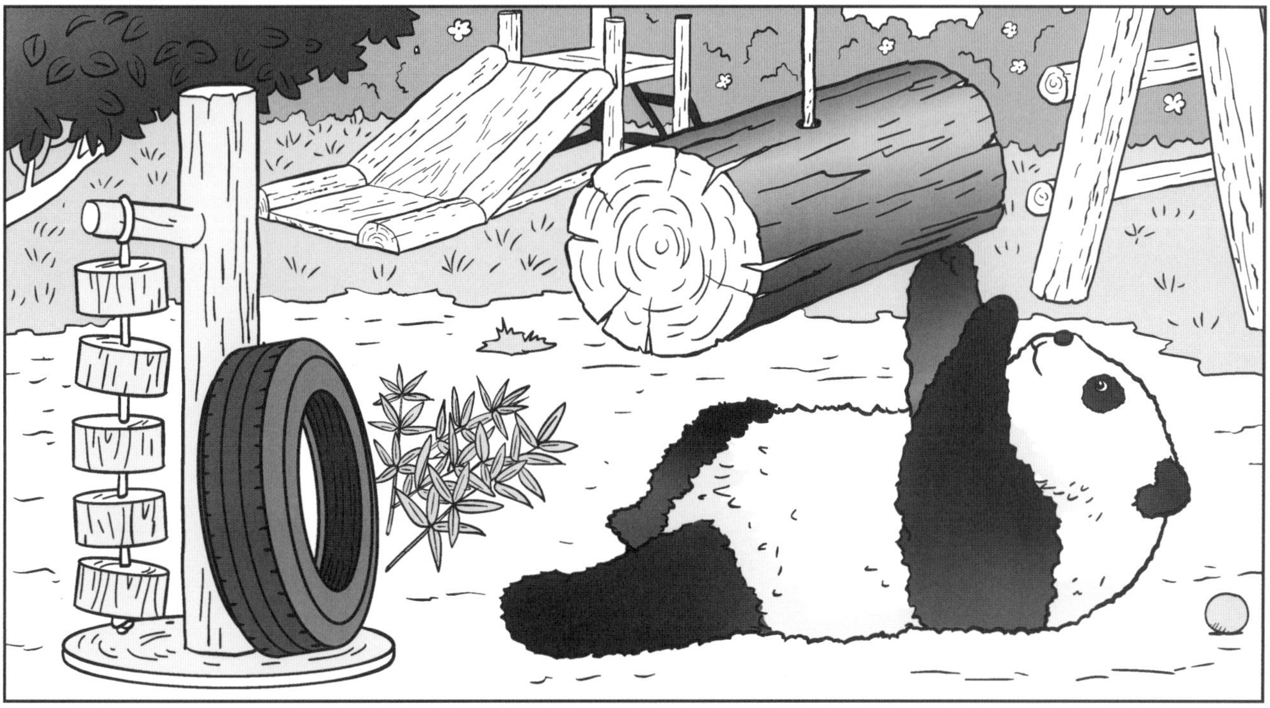

問1 前の㌻のイラストを思い出しながら、
異なる場所を3つ探して○で囲みましょう。

誤のイラスト

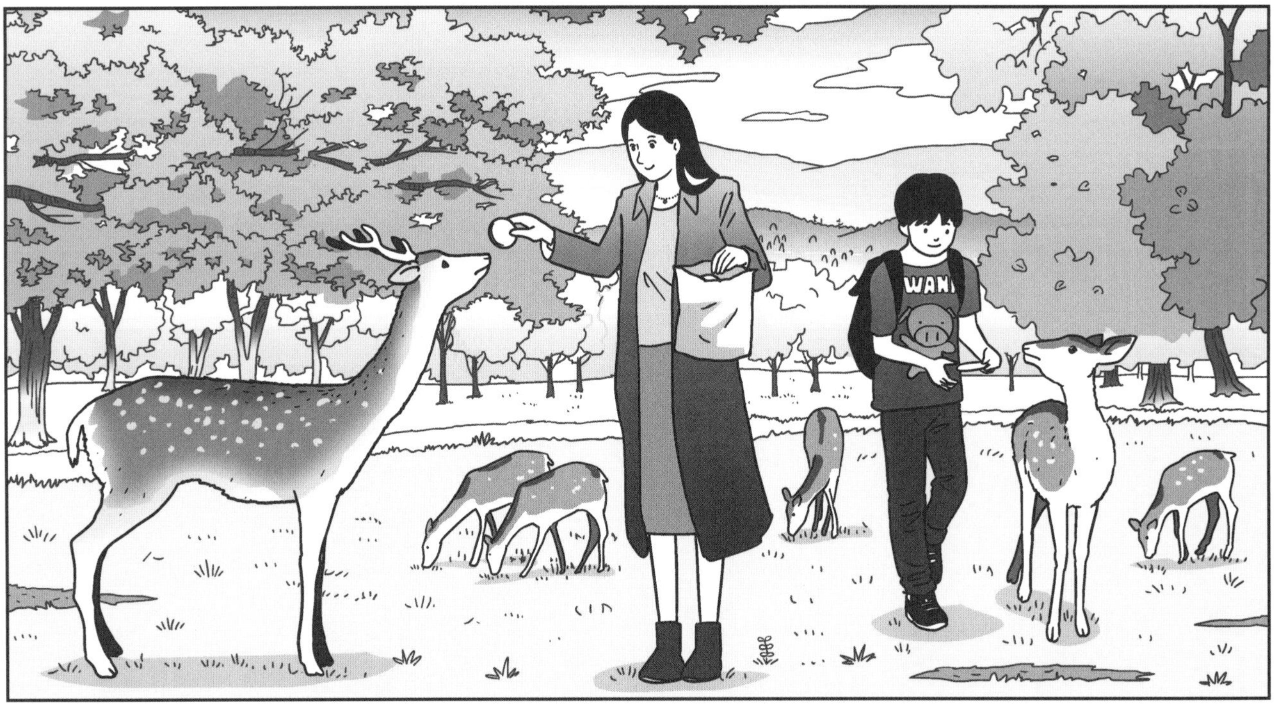

問2 前の㌻のイラストを思い出しながら、
異なる場所を3つ探して○で囲みましょう。

誤のイラスト

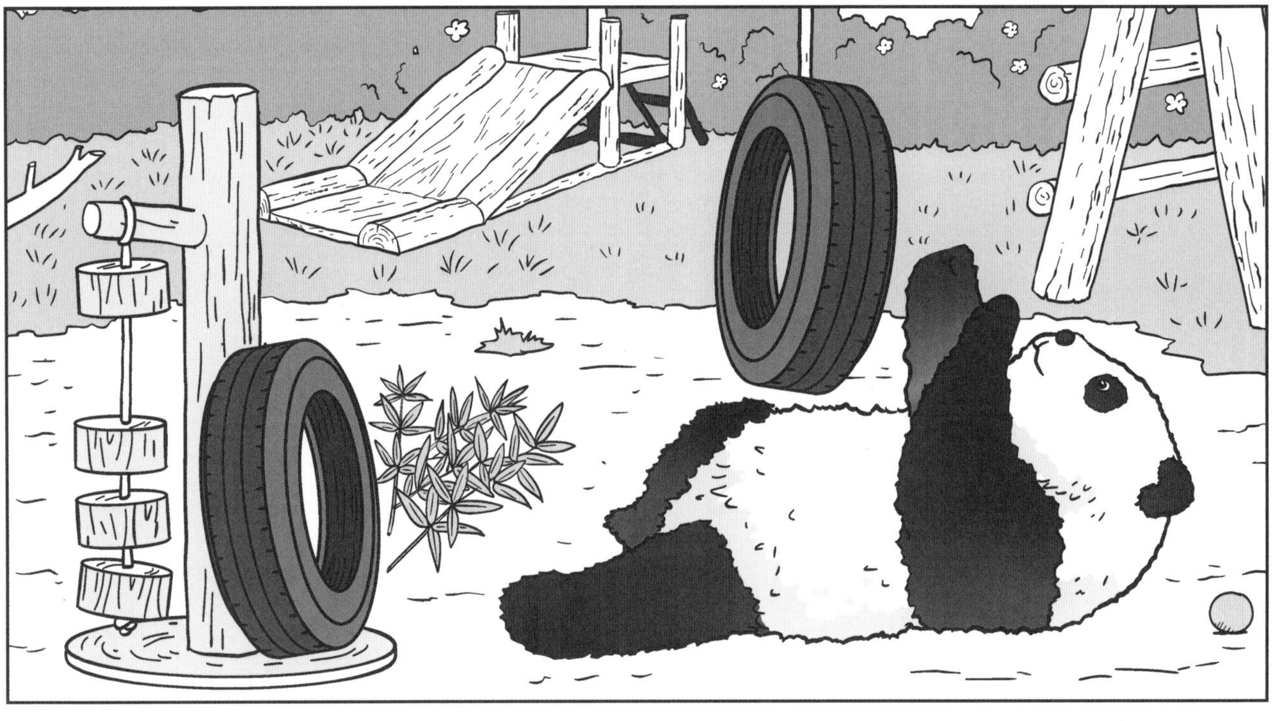

解答は71㌻

27日目 地図読みクイズ④

1分で覚えましょう。

正答数 ／6問

実施日 月 日

下の地図を１分よく見て、現在地や建物などできるだけ多くの情報を記憶してください。記憶し終わったら、裏ページの問題に進み、各問の正しい情報に○をつけましょう。

ポイント! 現在地や、建物の位置関係を覚えておかないと問題を解くことができません。地図を一枚の絵として視覚的に記憶するのがコツです。

●下の地図を１分で覚えたら、次のページの問題に答えてください。

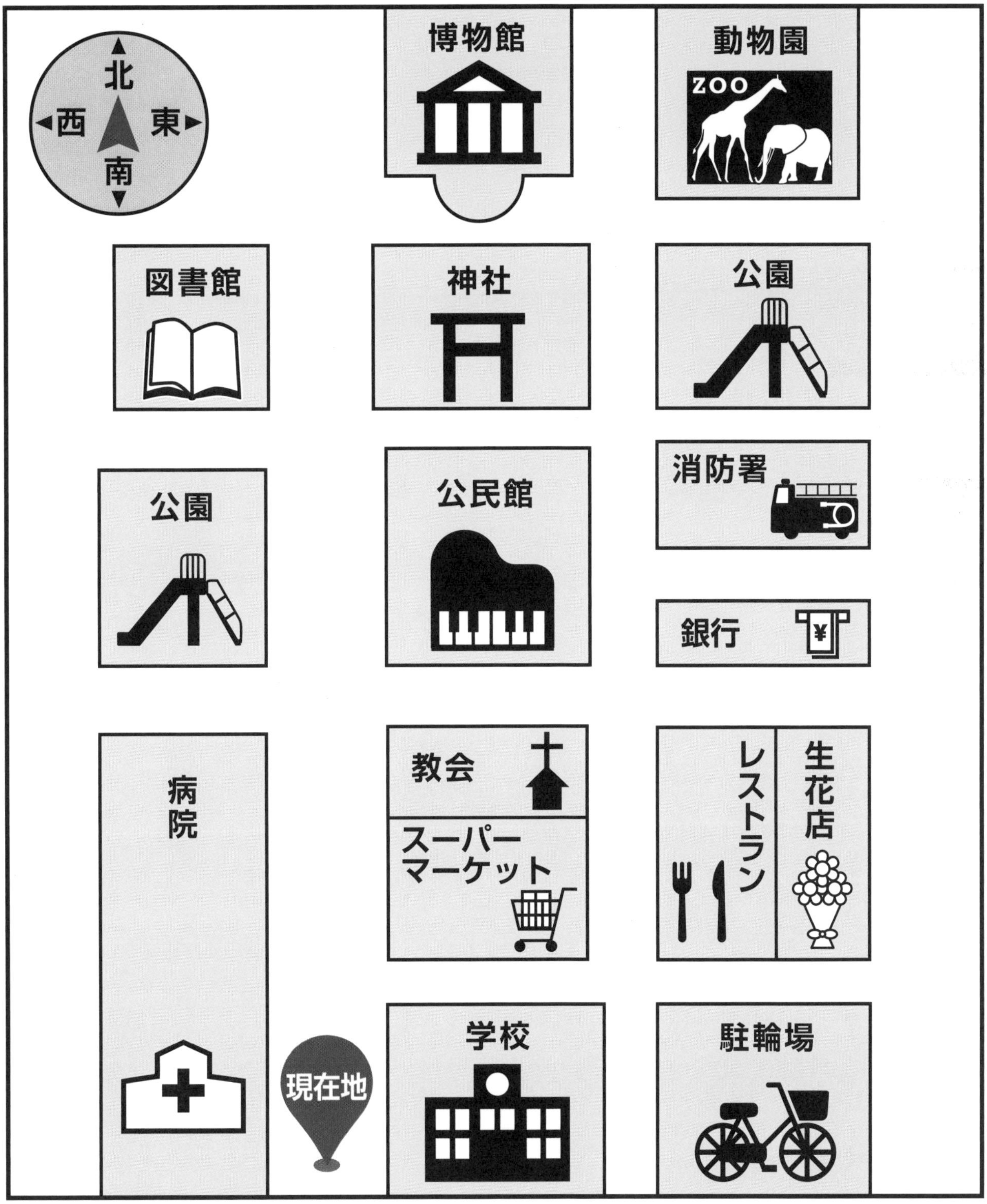

●前のページの地図を思い出しながら各問の正解を○で囲みましょう。

❶ 現在地のすぐ西側には何があったでしょう?

（病院・神社・学校）

❷ 現在地から北へ直進し、
突き当たり右側には何があったでしょう?

（駐輪場・公園・博物館）

❸ 現在地から一番遠い場所はどこでしょう?

（動物園・図書館・生花店）

❹ 教会と隣り合っていた場所はどれでしょう?

（学校・レストラン・スーパーマーケット）

❺ 地図に2つあった場所はどれでしょう?

（公園・レストラン・駐輪場）

❻ 次のうち間違っている情報はどれでしょう?

（レストランと生花店は隣接している・
消防署は地図の東側にある・
現在地から銀行まではまっすぐ１本道で行ける）

解答 ❶病院 ❷博物館 ❸動物園 ❹スーパーマーケット
❺公園 ❻現在地から銀行まではまっすぐ１本道で行ける

28日目 ニュースクイズ③

1分で覚えましょう。

正答数 ／6問

架空のサッカー試合で起こった事件のニュースを約１分で音読し、情報をできるだけ多く記憶してください。音読が終わったら、裏のページの問題に進み、各問の正しい情報に○をつけてください。

実施日
月　日

ポイント! 音読で読み上げた大事な情報を、自分でしっかり押さえて覚えておき、必要に応じて思い出す、短期記憶力強化のトレーニングです。

●下のニュースを約１分で音読したら、次のページの問題に答えてください。

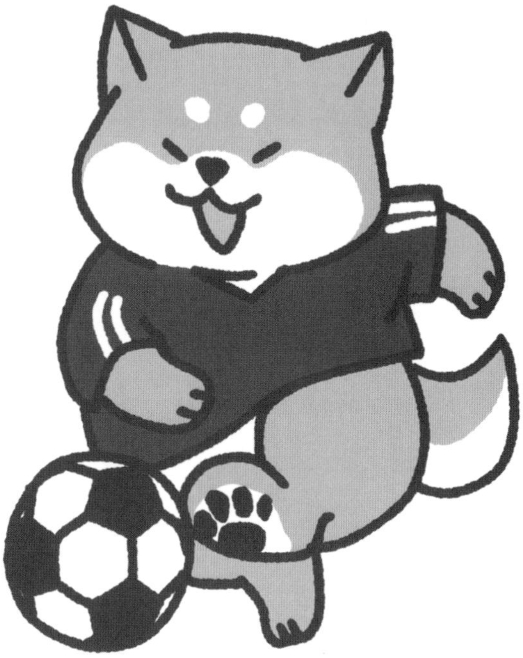

30日に行われた、サッカーのプラチナカップ決勝戦。マッシュルーム対バンブーシュートは、序盤にマッシュルームが先制するも後半に逆転を許し、そのまま２対５で敗れ、バンブーシュートが初優勝しました。

この試合の後半22分、マッシュルームが４点めを許した直後、ピッチには１匹の柴犬が乱入。不甲斐ない戦いを見かねた柴犬は、相手のチームからボールを奪い取り、キレのある動きで相手陣内に侵入、そのままゴールを決めました。この得点は残念ながら無効となりましたが、マッシュルームのサポーターからは「今すぐ、彼を選手にするべきだ！」と歓声がわき上がりました。

なお、柴犬はゴールを決めたあと、みずから退場し姿を消しており、現在マッシュルームのサポーターたちが行方を探しています。

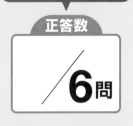

●前の㌻のニュースの内容を思い出しながら
各問の正解を〇で囲みましょう。

❶ 今大会の名前はどれでしょう？

（ゴールデンカップ・プラチナカップ・
プレミアムカップ）

❷ 序盤に先制していたチームはどちらでしょう？

（マッシュルーム・バンブーシュート）

**❸ マッシュルーム対バンブーシュート戦の
最終結果はどれでしょう？**

（2対5・3対5・4対3）

❹ 柴犬が乱入してきたのはいつでしょう？

（前半22分・後半22分・後半24分）

❺ バンブーシュートは今大会で何度目の優勝でしょう？

（1回目・2回目・3回目）

❻ 柴犬が姿を消したのはいつでしょう？

（試合終了後・ゴールを決めたあと・パスを奪ったあと）

解答 ❶プラチナカップ ❷マッシュルーム ❸2対5 ❹後半22分 ❺1回目 ❻ゴールを決めたあと

29日目 ひらがな計算④

各問1分で解きましょう。

正答数 ／16問

実施日 月 日

ひらがなで書かれた❶〜⑯までの計算式を、頭の中で数字と＋・−の計算記号に置き換えて解答を導き出してください。数字は1ケタか2ケタです。メモをしないで、暗算で計算していきましょう。

ポイント! 計算の途中で出た数字を頭の中にしっかり保持しながら、問題を読み進めていくことが、短期記憶の訓練にピッタリです。

❶ さんひくにたすごたすよんひくいち＝□

❷ よんたすごひくさんひくいちたすに＝□

❸ はちひくよんたすろくひくななたすさん＝□

❹ ごたすさんたすよんたすいちひくなな＝□

❺ ろくひくにたすななひくさんたすはち＝□

❻ いちたすさんたすごたすにひくななたすよん＝□

❼ ごひくさんたすななひくいちひくろくたすに＝□

❽ にたすはちひくいちひくさんたすよんひくご＝□

❾ ななたすよんひくにたすいちたすごひくなな＝□

❿ きゅうたすごひくろくたすななたすはちひくよん＝□

⓫ よんたすはちたすじゅうはちひくじゅうよん＝□

⓬ さんじゅうにたすじゅうろくひくにたすなな＝□

⓭ にじゅうごひくじゅうごたすはちたすよん＝□

⓮ はちたすじゅうにひくよんたすじゅうなな＝□

⓯ よんじゅうにひくじゅうごひくはちたすいち＝□

⓰ はちたすじゅうはちひくにじゅうさんたすきゅう＝□

解答 ❶9 ❷7 ❸6 ❹6 ❺16 ❻8 ❼4 ❽5 ❾8 ❿19 ⓫16 ⓬53 ⓭22 ⓮33 ⓯20 ⓰12

29日目

硬貨カウントクイズ④

各問1分で解きましょう。

正答数 ／12問

各問に、2つの金額が示されています。最も少ない枚数の硬貨でそれぞれの金額を支払うとき、硬貨の枚数がより少ないのはどちらの金額かを頭の中で考え、解答欄に答えの金額を書いてください。

実施日　月　日

ポイント！ 左側の金額は硬貨が何枚必要かを数えてから、右側の枚数を数えます。両者の枚数を覚えておかないと、比較ができなくなります。

問1 35円と56円

硬貨は［　　　円］が少ない

問2 840円と780円

硬貨は［　　　円］が少ない

問3 405円と750円

硬貨は［　　　円］が少ない

問4 590円と290円

硬貨は［　　　円］が少ない

問5 195円と680円

硬貨は［　　　円］が少ない

問6 165円と132円

硬貨は［　　　円］が少ない

問7 726円と356円

硬貨は［　　　円］が少ない

問8 280円と740円

硬貨は［　　　円］が少ない

問9 943円と483円

硬貨は［　　　円］が少ない

問10 315円と190円

硬貨は［　　　円］が少ない

問11 285円と835円

硬貨は［　　　円］が少ない

問12 630円と365円

硬貨は［　　　円］が少ない

解答　問1 56円　問2 780円　問3 750円　問4 590円　問5 680円　問6 165円
問7 356円　問8 280円　問9 483円　問10 315円　問11 285円　問12 630円

30日目 写真記憶クイズ②

1分で覚えましょう。

正答数 ／6問

下の写真を１分よく見て、できるだけ多くの情報を記憶してください。記憶し終わったら、裏ﾍﾟｰｼﾞの問題に進み、各問の正しい情報に○をつけましょう。

実施日 月 日

ポイント! いろいろな観点から記憶した写真の情報を、問題の条件に合わせて思い出す「短期記憶→想起」のトレーニングです。

●下の写真を1分で覚えたら、次のﾍﾟｰｼﾞの問題に答えてください。

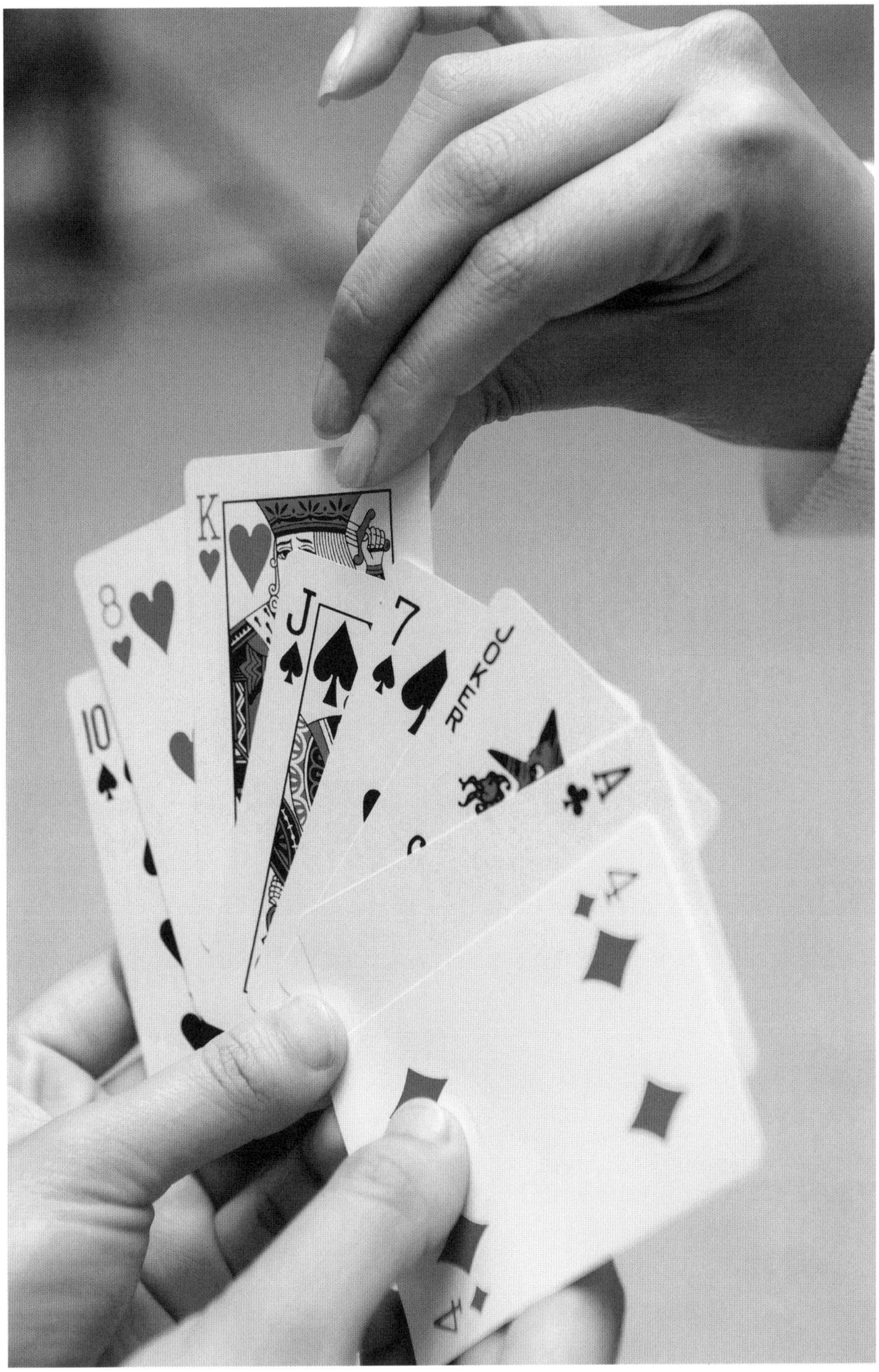

●前のページの写真を思い出しながら各問の正解を◯で囲みましょう。

❶トランプは何枚あったでしょう？

（8枚・9枚・10枚）

❷相手が引こうとしていたカードはどれでしょう？

（♥のK・♦のK・♠のJ）

❸♣のカードは何枚あったでしょう？

（1枚・2枚・3枚）

❹8のカードはどの柄だったでしょう？

（♥・♦・♠・♣）

❺カードを持っていた人はどのように持っていたでしょう？

（両手で持っていた・片手で持っていた）

❻ジョーカーはどこにあったでしょう？

（右端・右から3枚目・左から2枚目）

解答 ❶8枚 ❷♥のK ❸1枚 ❹♥ ❺両手で持っていた ❻右から3枚目

31日目

短期記憶力チェックテスト……3

実施日

月　日

9日間のトレーニングお疲れ様でした。ここでは、あなたの短期記憶力がどれだけ強化できたかを試すチェックテストを行います。❶❷❸の手順に沿って問題を解き、短期記憶ドリルの成果を試しましょう。

❶ 下のイラストを1分よく見て覚えたら、次の㌻の問題に答えてください。

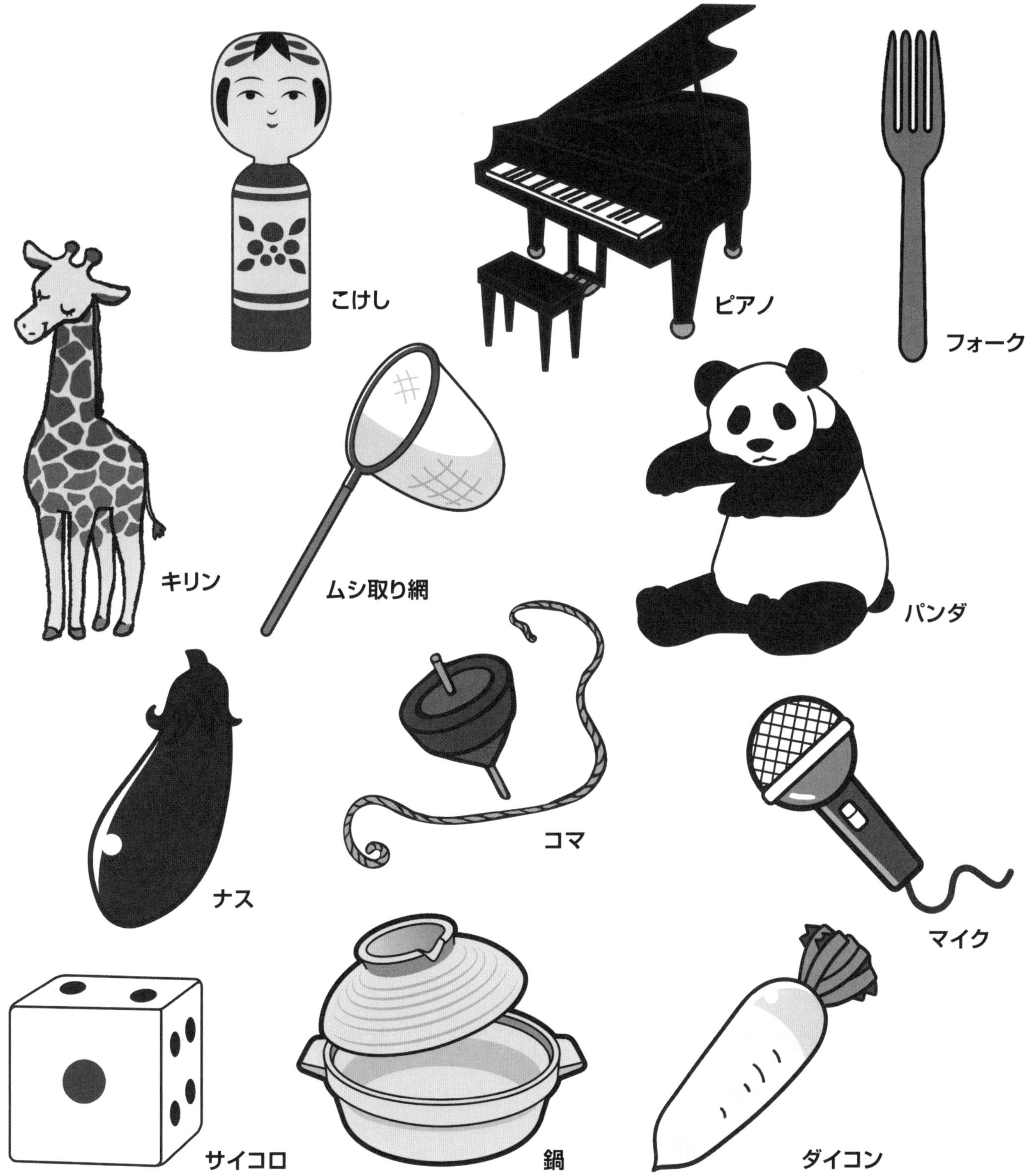

❷ 簡単な計算問題と漢字の読み書きです。できるだけ早く1分以内にすべての問題に答えましょう。この問題の解答は下部にありますが、答え合わせは❸の問題を済ませてから行ってください。

① 15－6 ▶	⑤ ほぞん ▶	⑨ 18÷6 ▶
② 12÷4 ▶	⑥ 先　週 ▶	⑩ ばんごう ▶
③ 解　決 ▶	⑦ 6 × 6 ▶	⑪ 上　昇 ▶
④ 2 ＋ 5 ▶	⑧ 5 × 2 ▶	⑫ 11＋1 ▶

❸ ❶で覚えた12個のイラストを思い出してその名前を書いてください。制限時間は3分です（解答は順不同で可）。

書き終えたら前ページのイラストを見て答え合わせをしましょう。
❸で正解した個数であなたの短期記憶力をチェックします。

1～4個	頑張りましょう！
5～10個	順調に成果が出ています
11～12個	すばらしい！

正答数

／12問

解答　①9　②3　③かいけつ　④7　⑤保存　⑥せんしゅう　⑦36　⑧10　⑨3　⑩番号　⑪じょうしょう　⑫12

イラスト間違い探しの解答

7日目（22ページ）

問1

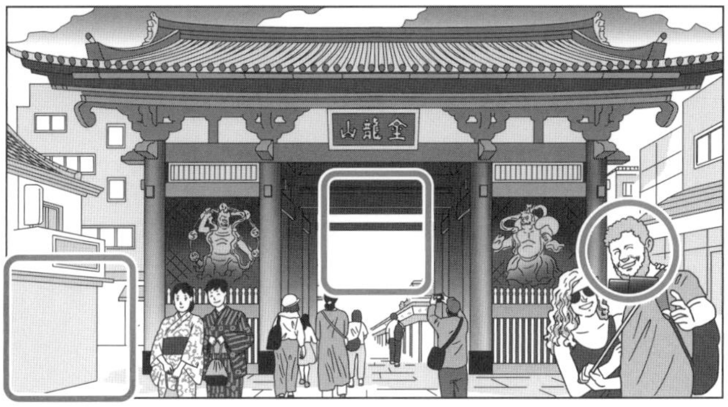

問2

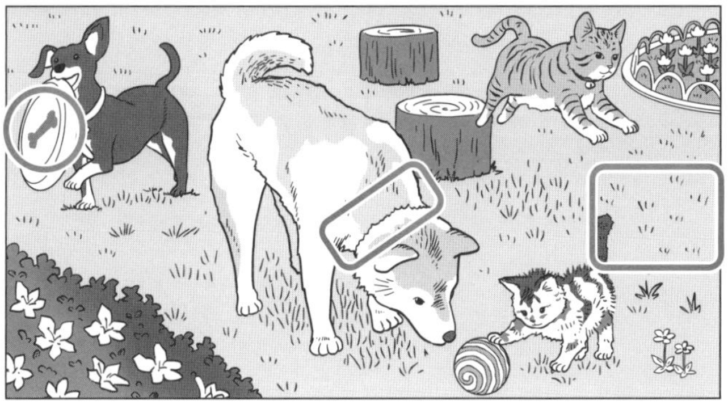

17日目（42ページ）

問1

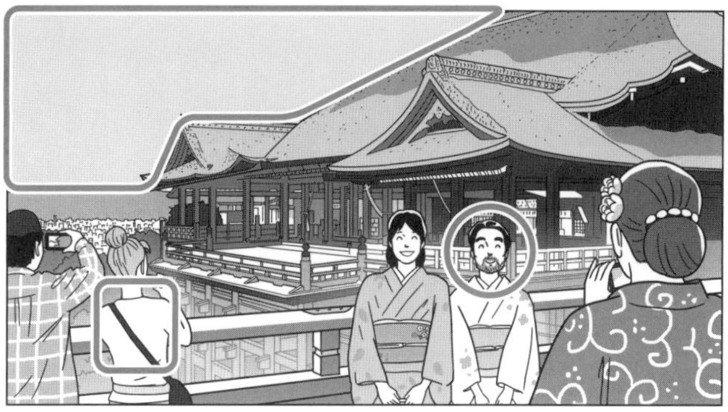

問2

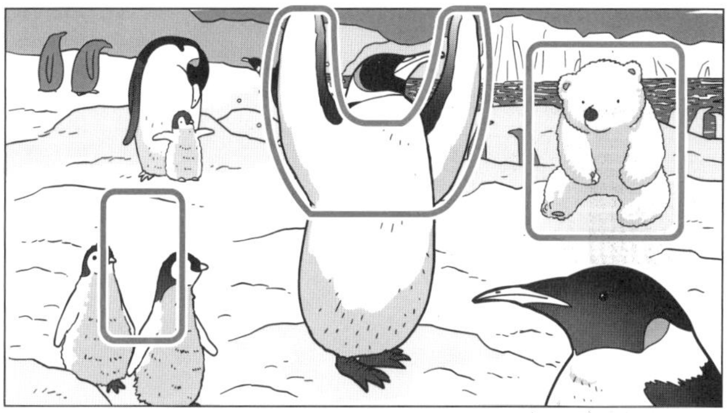

26日目（60ページ）

問1

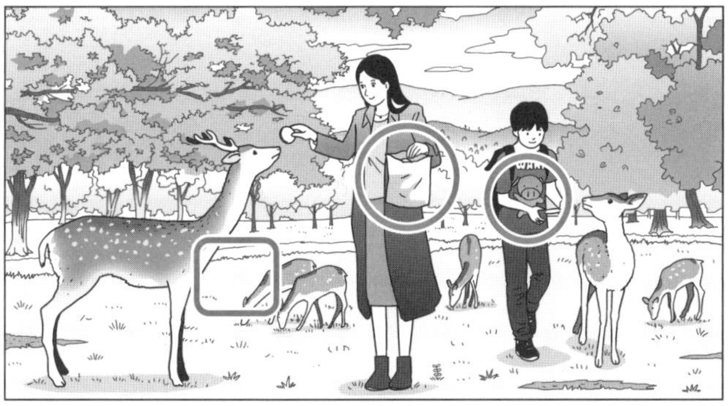

問2

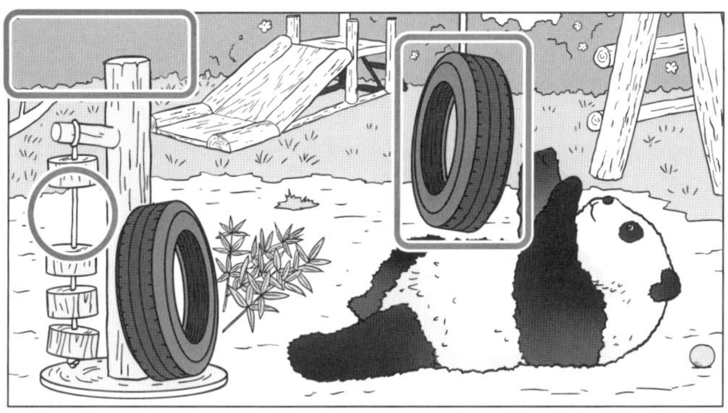

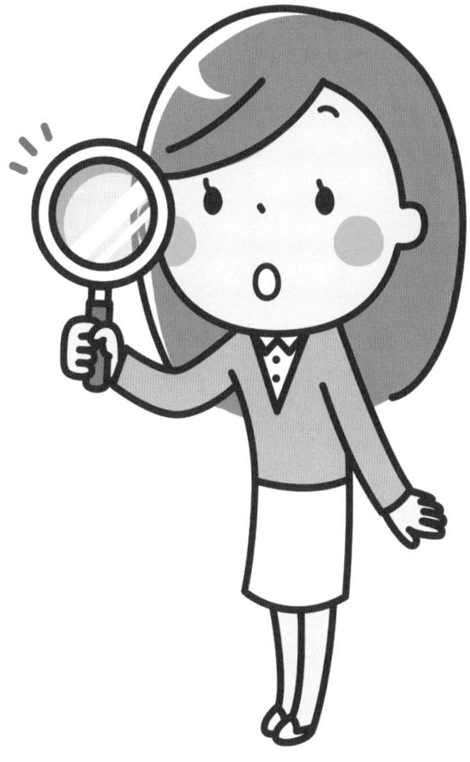

※印刷による汚れ・カスレ、色の誤差は
間違いに含まれません

編集人　飯塚晃敏
編集　株式会社わかさ出版　原 涼夏
装丁　下村成子
本文デザイン　カラーズ
問題作成　デザイン春秋会　前田達彦
写真協力　PIXTA　Adobe Stock
発行人　山本周嗣
発行所　株式会社 文響社
ホームページ　https://bunkyosha.com
お問い合わせ　info@bunkyosha.com
印刷　株式会社 光邦
製本　古宮製本株式会社

本書のドリル問題は、一部を除き『脳活道場』(わかさ出版刊)に掲載されたものを一部改変の上、収録しています。

この本に関するご意見・ご感想をお寄せいただく場合は、
郵送またはメール(info@bunkyosha.com)にてお送りください。